CHINA CLEAR
ALIGNER
WORK UP
ON
TEENAGERS

# 中国青少年隐形矫治专家共识2018

李小兵　金作林　主编

四川大学出版社

责任编辑:许 奕
责任校对:张伊伊
封面设计:墨创文化
责任印制:王 炜

图书在版编目(CIP)数据

中国青少年隐形矫治专家共识. 2018 / 李小兵,金
作林主编. —成都:四川大学出版社,2018.6
ISBN 978-7-5690-1962-9

Ⅰ.①中… Ⅱ.①李… ②金… Ⅲ.①青少年－口腔
正畸学－中国－2018 Ⅳ.①R783.5

中国版本图书馆 CIP 数据核字（2018）第 126184 号

书名　中国青少年隐形矫治专家共识2018
ZHONGGUO QINGSHAONIAN YINXING JIAOZHI ZHUANJIA GONGSHI 2018

| | |
|---|---|
| 主　编 | 李小兵　金作林 |
| 出　版 | 四川大学出版社 |
| 地　址 | 成都市一环路南一段24号 (610065) |
| 发　行 | 四川大学出版社 |
| 书　号 | ISBN 978-7-5690-1962-9 |
| 印　刷 | 四川盛图彩色印刷有限公司 |
| 成品尺寸 | 210 mm×295 mm |
| 印　张 | 10 |
| 字　数 | 237 千字 |
| 版　次 | 2018 年 6 月第 1 版 |
| 印　次 | 2018 年 6 月第 1 次印刷 |
| 定　价 | 138.00 元 |

◆读者邮购本书,请与本社发行科联系。
　电话:(028)85408408/(028)85401670/
　(028)85408023　邮政编码:610065
◆本社图书如有印装质量问题,请
　寄回出版社调换。
◆网址:http://www.scupress.net

# 中国青少年隐形矫治专家协作组章程

## 【宗旨】

促进我国儿童青少年颅颌面健康发育，致力于中国青少年隐形矫治技术的临床研究、技术推广以及患者宣教。

## 【组织结构】

1.中国青少年隐形矫治专家协作组由国内从事青少年错𬌗畸矫治的专家组成，入选专家为儿童错𬌗畸矫治及青少年隐形矫治领域行业的领先者，对儿童错𬌗畸矫治理论技术以及青少年隐形矫治技术有深入的研究，并能引领国内青少年隐形矫治临床治疗的发展。

2.中国青少年隐形矫治专家协作组由华西儿童口腔与正畸系儿童早期矫治专科主任李小兵教授组织，专家组覆盖中国各个区域。专家组成员遴选全国具有影响力的儿童、青少年错𬌗畸矫治专家，并由专家组组长李小兵教授组织专家组成员讨论确定。专家组是由致力于青少年隐形矫治技术及理论探讨的中国同行自发自愿组成，专家组成员颁发荣誉证书。专家组成员尊重专家意见，实行自愿退出机制。

3.中国青少年隐形矫治专家协作组为中华医学会儿科分会口腔医学学组的重要组成部分，为青少年隐形矫治技术应用做推广工作。

## 【专家组工作】

1. 组织年度青少年隐形矫治论坛。
2. 发布年度青少年隐形矫治技术专家共识（白皮书）。
3. 组织区域性青少年隐形矫治专家交流与论坛。
4. 推动青少年隐形矫治交流与培训。

# 序 一 >>>>

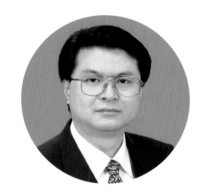

　　无托槽隐形矫治作为一种新兴的矫治技术，因其美观、舒适等特点，正逐渐被越来越多的正畸医师和患者所认可和接受。为了更好地推广无托槽隐形矫治技术、提高我国青少年隐形矫治水平，有这么一群人一直在努力探索，并且已经取得了可喜的成绩。

　　这群来自全国各大知名院校的正畸医生，组成了中国青少年隐形矫治专家协作组。专家组去年在我国推出了第一本青少年无托槽隐形矫治白皮书，结合隐形矫治的特点，对青少年患者的矫治提出了指导性的意见，并且在此基础之上，组织了两场青少年隐形矫治论坛。我有幸参加了全部两场，并担任大会主席，我为专家组所取得的可喜成绩感到骄傲。

　　在第一版白皮书的基础上，结合大家的临床经验，今年又推出了第二版，并且建立更加系统化的架构，涵盖了青少年无托槽隐形矫治技术的方方面面。诚然，作为新兴矫治技术，这本书的内容还存在一些有待完善的地方，有些理论基础还需要进一步研究探索，但是这本书在一定程度上代表了我国青少年无托槽隐形矫治技术的发展现状，可以为广大的口腔正畸临床工作者提供理论参考和实践指导。

　　最后，在中国青少年隐形矫治专家协作组以及广大中国口腔正畸人的努力之下，我国的隐形矫治必将取得辉煌的成绩，并在国际正畸舞台上绽放更加灿烂的光彩。

四川大学华西口腔医院/口腔医学院　赵志河

2018年5月

# 序 二 >>>>

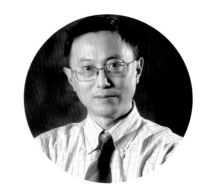

　　错𬌗畸形的隐形矫治技术是近年来口腔正畸学的热点。隐形矫治活动透明牙套利用牙𬌗数字化分析以及新型的口腔高分子材料，实现了对正畸错𬌗畸形临床矫治的模拟及矫治牙套的预成，旨在美观化、程序化、标准化、精细化矫治错𬌗畸形。在口腔医学临床诊治理论技术的发展中，隐形矫治技术成功地将临床治疗技术与人工智能（AI）计算、口腔医学诊治、临床医疗大数据分析结合了起来，可以说是正畸学百年发展以来最大的一个变革。

　　隐形矫治技术应用预成的、数字化的活动牙套矫治错𬌗畸形，在提供更方便美观的临床治疗新方法的同时，也给正畸矫治医生提出了新的挑战，并引发了正畸专业医生的各种争论，例如，人工智能（AI）的发展是否会替代正畸专业医生的诊治、活动透明牙套能否达到良好的错𬌗矫治效果及矫治效率、透明矫治器能否治疗复杂的错𬌗病例、透明矫治器能否实现良好牙移动的三向控制及颌骨生长的矫形治疗、隐形矫治适合成年人还是青少年儿童错𬌗患者、透明矫治器的佩戴与口腔健康维护的关系如何，等等。正畸临床医生怀着兴奋和忐忑的心情，观察着、思考着隐形矫治技术的每一步发展，并本着科学的态度，在遵循正畸理论原则的基础上，探索隐形矫治技术在正畸治疗中的技术创新及其带来的正畸理念的变革。

　　我是2010年在新加坡工作的时候，接触到隐形矫治技术的，但直到回国后的2013年才开始在华西儿童口腔与正畸系儿童早期矫治专科开展青少年隐形矫治的临床治疗工作。当时隐形矫治的临床治疗主要集中在成年人简单病例及成年人复发病例的治疗上，青少年隐形矫治的病例在国内还很少。对于青少年隐形矫治，我的最初想法是隐形矫治使用活动的牙套更易于患儿取戴，矫治过程中更易进行牙面清洁，可能会降低常规固定托槽矫治器由于粘接酸蚀、托槽菌斑聚集、牙面清洁程度下降、托槽致口腔菌斑组成变化等原因造成的正畸致釉质白垩斑的发生，可能更有利于儿童正畸综合矫治患儿的口腔健康维护。并且从矫治机理上说，利用透明矫治器高分子材料变形产生的弹性模量进行错𬌗矫治，如果成年人能达到矫治目的，青少年牙槽骨生长改建更快，没理由不能应用透明牙套进行矫治。基于对青少年正畸治疗口腔健康维护及青少年患者的需求，我们开始了青少年隐形矫治的临床及理论研究。首先从行为学及正畸致釉质白垩斑的研究开始。我们证实在华西儿童口腔与正畸系儿童早期矫治专科进行隐形矫治的患儿相对于常规固定矫治的患儿，对透明矫治器的接受度更高。前瞻性的实验也证实，隐形矫治的透明牙套在矫治过程中的白垩斑发病率也低于常规固定托槽矫治器。在青少年隐形矫治的临床治疗方面，我们从简单的错𬌗畸形的矫治开始，排齐轻中度拥挤，逐步了解隐形矫治方案设计、矫治效能、复诊管理及疗效结果，开启了华西儿童口腔与正畸系儿童早期矫治专科的青少年隐形矫治临床理论与技术的探索。2016—2017年，在成都，华西儿童口腔与正畸系儿童早期矫治专科连续两年成功举办了"中国青少年隐形矫治论坛"，得到了全国正畸临床医生的热情回应与积极支持。从2016年到2018年，我和舒广、喻剑明、谭理军、李宇在成都举办了青少年隐形矫治全国性的学习班，更加深了自己对青少年隐形矫治的理论技术的思考与理解。我特别高兴的是，通过"中国青少年隐形矫治论坛"及全国性青少年隐形矫治学习班的活动，有幸结识许多国内外有志于青少年隐形矫治技术探索及推广的正畸专家，并在各方的大力支持下，于2017年成立了中华医学会儿科分会口腔医学学组的中国青少年隐形矫治专家协作组。作为专家组的重要工作之一，我和谭理军起草了《中国青少年隐形矫治专家共识2017》，并在专家组成员的共同审核下，编撰成宣传册于2017年5月在"中国青少年隐形矫治论坛"上发布。"中国青少年隐形矫治专家共识"期望能汇集全国各位专家的智慧，从隐形矫治诊断、治疗计划、生物学、生物力学、方案审核、临床复诊管理以及疗效评价等各个方面阐述青少年隐形矫治的临床内核与外延，发现青少年隐形矫治的优势与限度，更深入地探索青少年隐形矫治理论技术，更好地发挥隐形矫治这一正畸临床新技术的优势，为我国错𬌗矫治儿童的福祉服务。在2017年12月深圳举办的《中国青少年隐形矫治专家共识2017》的巡讲中，专家组讨论决定继续《中国青少年隐形矫治专家共识2018》的编写。在专家组的辛苦努力下，于2018年3月完成《中国青少年隐形矫治专家共识2018》初稿的撰写。相比2017年版，2018年版的内容就丰富得多，经专家组商议，决定将《中国青少年隐形矫治专家共识2018》文稿交由四川大学出版社出版。

青少年隐形矫治技术随着矫治器不断更新换代，出现了临床治疗的快速增长的趋势。我国的青少年隐形矫治患者一开始就是10到11、12岁的患儿，起点较欧美要早。当前中国青少年隐形矫治在混合牙列后期的间隙管理（Leeway Space利用）、II类错𬌗畸形的功能矫形、拥挤拔牙边缘病例的非拔牙矫治（推磨牙向后）、重度拥挤的拔牙矫治、骨性错𬌗的掩饰性治疗、前牙深覆𬌗覆盖的治疗、牙弓发育异常的早期矫治（扩弓）、青少年隐形矫治生物学及生物力学支抗设计等涉及青少年错𬌗发生发展的各个领域都进行了积极有效的探索，展现了我国正畸专家的临床思考与专业水平。本专著的出版将是对我国青少年隐形矫治专家临床水平的集中展示。相信在我国青少年隐形矫治专家的不断努力下，我国的青少年隐形矫治水平一定会继续站在国际领先的潮头，这也是我国科技发展进步在正畸领域的具体体现。

《中国青少年隐形矫治专家共识2018》由青少年隐形矫治理论与临床病例展示组成。理论部分遵循口腔正畸学的原则，探索正畸学理论在隐形矫治技术中的应用，强调青少年隐形矫治技术只是口腔正畸学矫治错𬌗的一种方法，其矫治目标、矫治的生物学基础及生物力学原理不变，变化的只是矫治计划的预判及矫治过程的管理。青少年隐形矫治若要成功，更重要的是需要临床矫治疗效真实客观的评价，为临床治疗方案的选择提供更扎实的依据，这是现在及将来不短的时间内我国青少年隐形矫治需要解决的问题。

在《中国青少年隐形矫治专家共识2018》出版之际，我的心情是激动与不安的。本专著是我国第一本关于青少年隐形矫治理论与临床技术的专著，汇集了国内几十名专家的临床思考与总结。希望专著的出版能为广大的青少年隐形矫治临床医生提供理论与临床的参考。本专著用正畸专业思想、临床成功病案，证实青少年隐形矫治的临床可能性，让更多的医生看到青少年隐形矫治的前景，增强青少年隐形矫治医生的临床信心。不过由于其新，专著所提供的临床观点还处在总结的水平，所得的结论缺乏大量的临床、基础和流行病学研究基础，所以本专著的临床及理论的思考必然存在不全面和不完善的地方。我们抛砖引玉，恳请全国的正畸专家提出意见批评，共同努力，推动青少年隐形矫治技术在我国的发展。

四川大学华西口腔医院/口腔医学院　李小兵
2018年5月

# 序 三 ≫≫≫

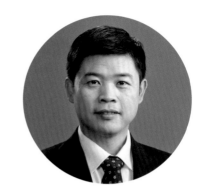

　　与固定矫治器的托槽系统相比，无托槽隐形矫治（clear aligner）在美观、舒适、卫生等方面有其独特优势，越来越受正畸患者尤其是成年患者的青睐，但对于正畸主力军的青少年应用透明矫治器却并不普遍，青少年的生长优势对透明矫治器的应用提出了新的挑战。

　　早前，我邀请国内开展青少年透明矫治器治疗较早的华西李小兵教授及青少年隐形矫治团队来院讲学，在谈及透明矫治器矫治青少年错𬌗畸形时，有很多共同感触，对于无托槽隐形矫治的终末目标有着相同的见解。李教授热情邀请我共同主编《中国青少年隐形矫治专家共识2018》，并就隐形矫治终末目标为本书撰写一个章节。

　　目前，对于青少年的无托槽隐形矫治还有很多有待解决的问题，如牙齿替换、颌骨生长，以及患者依从性等。鉴于此，由李教授发起，国内众多从事无托槽隐形矫治的医师、学者参与的青少年无托槽隐形矫治专家团队成立，共同探讨青少年无托槽隐形矫治的特点及矫治策略，并就青少年无托槽隐形矫治的开展以及技术的提升达成共识。

　　本书汇集青少年无托槽隐形矫治专家团队矫治青少年错𬌗畸形的经验及理念，相信会为青少年的无托槽隐形矫治提供帮助和指导，同时也感谢各位专家为青少年正畸所做的开拓性工作。

空军军医大学口腔医学院　金作林

2018年5月

# 目录

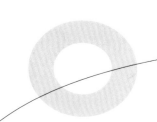

中国青少年隐形矫治

**Ⅲ** 青少年隐形
矫治Ⅲ：临
床治疗篇

中国青少年隐形矫治

**Ⅳ** 青少年隐形
矫治Ⅳ：技
术推广篇

中国青少年隐形矫治

## 病例报告

中国青少年隐形矫治

**I** 青少年隐形矫治I：基础篇

中国青少年隐形矫治

**II** 青少年隐形矫治II：诊断与技术篇

中国青少年隐形矫治

**III** 青少年隐形矫治III：临床治疗篇

中国青少年隐形矫治

**参考文献**

中国青少年隐形矫治

**IV** 青少年隐形矫治IV：技术推广篇

中国青少年隐形矫治

**V** 透明矫治器介绍——以Invisalign（隐适美）系统为例

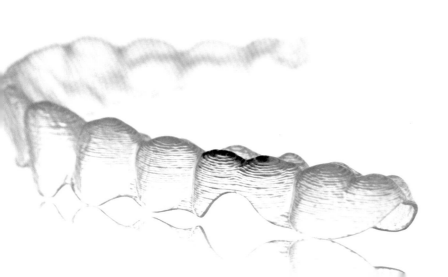

# 一、青少年隐形矫治概述

## （一）青少年隐形矫治的概念

青少年隐形正畸治疗（青少年隐形矫治），指的是处于青少年生长发育期的错𬌗患者阻断与综合隐形矫治（6～18岁）。

青少年（Teen）是从儿童到成人的整个身心发育阶段，颅面颌发育从乳恒牙替换、恒牙萌出完成，到上下颌骨发育完成，年龄从6岁左右到18岁。青少年是一个比较宽的范围：①乳恒牙替换从6岁开始；②牙弓发育伴随不同阶段的恒牙成组萌出，不断发育（6～18岁）；③颅面结构随青春快速生长期（10～11岁）开始矢状向发育，到17～18岁的颅面三向生长发育基本结束。

青少年隐形矫治与成人隐形矫治的区别就在于青少年有生长的变化：牙列从混合牙列到恒牙列，颌骨及牙弓完成长宽高的发育，下颌完成差异性生长，颏发育，颞下颌关节位置确定，面部软组织发育完成，颌骨协调与功能稳定。这种变化决定了青少年隐形矫治不同于成人隐形矫治的特点：错𬌗的变化与不确定性。面对青少年错𬌗患者时，青少年隐形矫治医生需要掌握相关颅面颌相互协调代偿关系的知识，以及对青少年生长与错𬌗关系的预判能力。

（李小兵）

## （二）青少年隐形矫治技术的临床特点

### 1. 青少年隐形矫治与口腔健康维护

正畸治疗是在口腔中及上下牙列上置放矫治器（活动或固定矫治器）从而进行错𬌗矫治。各类矫治器对青少年口腔健康的维护及口腔生理系统产生影响，改变口腔微生态及口腔卫生环境，出现由于正畸治疗产生的对口腔健康环境的影响。如固定矫治使患儿口腔软垢增加，食物残渣残留；活动矫治器影响唾液分泌及自洁作用等。正畸治疗常见对口腔健康的影响包括牙釉质白斑增加、牙龈炎、牙龈增生、软垢及釉质光滑面龋等。国内对正畸综合治疗的前瞻性的研究表明：透明矫治器更有利于儿童正畸患者的口腔健康维护。

（1）正畸治疗与儿童恒牙新增釉质白斑的预防。

1）华西儿童口腔与正畸系儿童早期矫治专科对青少年隐形矫治对光滑牙面新增釉质白斑的前瞻性研究发现，隐形矫治中患儿新增釉质白斑较固定矫治更少：青少年白垩斑检出率为43.33％，经隐形矫治1个月及6个月时，分别有13.33％和23.33％的青少年患者被检出新发白垩斑；而接受传统固定矫治的青少年患者在矫治6个月及12个月时，新发白垩斑检出率分别为48.8％和75.8％。

2）进一步的生物学研究发现，虽然隐形矫治对青少年口腔微生物多样性有改变，但差异无统计学意义，表明隐形矫治能维持青少年口腔微生态环境（但仍不能排除矫治中的患龋风险）。而青少年患者固定正畸治疗，虽然未改变唾液微生物种群的多样性，但牙菌斑中的微生物种群多样性降低，提示青少年固定矫治增加了青少年错𬌗矫治的患龋风险。

（李小兵　黄诗言）

（2）隐形矫治对牙周健康的影响。

与传统固定矫治不同，透明矫治器可摘取的特性，极大地降低了患者口腔清洁时的难度，因此学者认为其可提高正畸患者口腔清洁效率，进而更好地保护患者的牙周健康。以成人为受试者的多项临床研究表明，相比于传统固定矫治器，使用透明矫治器的患者具有更加良好的牙周健康状况。华西赵志河教授的临床研究，同样发现使用透明矫治器的患者在菌斑指数、牙龈指数和探诊后出血等多项牙周健康指标上有更好的表现。

（李小兵　易俭如）

## 2．隐形矫治技术的一般临床特点

（1）隐形矫治与正畸疼痛。

疼痛是正畸治疗最常见的并发症之一，对患者的生活质量及治疗依从性都有明显的影响。无托槽透明矫治器对牙齿的加力方式及力值大小都与传统固定矫治器有一定的差异，因此其所造成的正畸疼痛是否与传统固定矫治有所差异也引起了正畸临床医师的兴趣。现有的临床试验表明，相比于固定矫治复诊，更换透明矫治器所造成的正畸疼痛更轻，舒适感更佳。

（2）隐形矫治的治疗效率。

透明矫治器在方案设计过程中对牙齿的移动方式与步骤进行了精确的模拟和计算，受益于此，其矫治效率也得到了提高。现有的临床证据表明，相比于传统固定矫治，使用透明矫治器进行正畸治疗将减少复诊次数和椅旁时间，同时还可缩短治疗周期。但由于方案设计耗时较多，医生完成单个无托槽隐形矫治病例的矫治设计平均花费的时间高于传统固定矫治。

（李小兵　易俭如）

（3）青少年隐形矫治行为学研究。

华西儿童口腔与正畸系儿童早期矫治专科在对50名青少年隐形矫治患者行为学的初步研究中发现，中国（成都）青少年对隐形矫治的接收度高于传统固定多托槽矫治技术（见表1）。

表1　中国（成都）青少年隐形矫治行为学研究结果

|  | 隐形矫治 | 固定多托槽矫治 | 结果 |
| --- | --- | --- | --- |
| 口腔健康维护 | 55%容易保持口腔清洁 | 20%容易保持口腔清洁 | 隐形矫治患儿更易保持口腔卫生 |
| 美观性 | 72.2%满意 | 13.3%满意 | 患儿更满意隐形矫治的美观性 |
| 舒适性 | 94.4%满意 | 66.7%满意 | 患儿觉得隐形矫治更舒适 |
| 矫治结果 | 83.3%满意 | 93.3%满意 | 患儿对固定多托槽矫治结果更满意 |
| 社会接受度 | 5.4%被嘲笑 | 20%被嘲笑 | 青少年隐形矫治更易被患儿所处社会环境接受 |

注：华西儿童口腔与正畸系儿童早期矫治专科李小兵，2016。

（李小兵）

（4）透明矫治器牙套的临床特点。

1）矫治器透明不易察觉，更美观，对患者社会活动影响小，更易被患者接受。

2）预成分步矫治器，控制牙移动及矫治施力，能更好地避免医生操作引起的治疗的差异，缩短疗程。

3）有研究表明：隐形矫治精确计算每步牙移动，能降低过大矫治力，减轻正畸治疗的疼痛。

4）隐形矫治能减少复诊次数及椅旁时间。

5）隐形矫治利用高分子材料与牙面附件进行矫治，患者无托槽脱落、弓丝黏膜划伤等正畸急诊情况，患者舒适度高。

（李小兵）

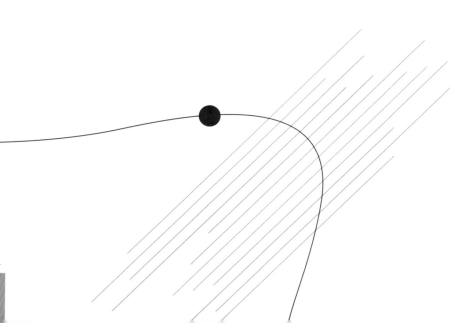

## 二、青少年隐形矫治的医患沟通

### （一）青少年隐形矫治的医患沟通要点

（1）有清晰的治疗目标：充分了解患者及家长的想法，根据不同发育阶段选择可行的治疗目标。青少年隐形矫治多为多阶段矫治。

（2）临床错𬌗治疗计划明确：根据患者错𬌗机制，选择切实可行的治疗计划，如牙萌出诱导、牙弓形态矫治、功能矫形或综合矫治。

（3）充分利用隐形矫治数字化设计动画：隐形矫治数字化正畸动画（ClinCheck），能直观展示错𬌗矫治过程，有利于医生与患者及家长充分沟通，使患者了解治疗的过程。

（4）预计治疗时间与费用：需要多阶段的治疗的青少年隐形矫治患者的治疗费用不会成倍增加。

（5）强调隐形矫治的治疗特点，调动患者治疗的主动性，提高患者的治疗依从性。隐形矫治是活动矫治，青少年患者的特点是临床配合度弱于成人，强调患儿配合直接影响治疗的效果。

（李小兵）

### （二）青少年隐形矫治的医患沟通技巧

（1）改变青少年错𬌗矫治观念，从"我的小孩需要金属矫正器"逐步变为"我的小孩需要隐形矫治"。隐形矫治能让孩子看起来更好看，疼痛感觉也会减轻，也不会因为正在矫正而被其他孩子嘲笑。

（2）临床疗效：隐形矫治的临床疗效相对于一般矫正，拥有等效的结果。

（3）强调透明矫治器是个性化定制矫正器，每个患儿的矫正器都是独一无二的。

（4）强调患者的经验：大多数青少年隐形矫治患儿发现可以很快速地将牙齿排列整齐。患儿矫治体验：隐形矫治能减少复诊次数和复诊时间，没有紧急突发复诊情况，饮食无须特殊禁忌，矫治舒适度高，容易刷牙及用牙线，日常生活影响小。

（罗秋美）

## 三、颅面颌生长发育与青少年隐形矫治

### （一）青少年牙弓生长发育

咬合发育涉及儿童上下颌骨生长、上下牙弓/牙槽骨发育、上下牙萌出替换、面部软组织生长，以及颞下颌关节生长等。上下牙弓形态大小是否正常和协调对称是咬合发育中最关键因素。

儿童牙弓发育与颅面发育一样，按牙弓宽度、长度及高度的顺序依次完成。牙弓形态的生长主要是牙槽骨的生长（跟颌骨生长关系不大）。

**1. 牙弓宽度的发育**

（1）尖牙间宽度。

1）上颌：尖牙间宽度发育到恒牙列早期（12岁）基本完成，平均增加4～5mm。

2）下颌：尖牙间宽度发育到混合牙列期（尖牙萌出之前）基本完成（女8岁，男9岁），平均增加3mm。

（2）磨牙间宽度。

1）上颌：磨牙间宽度发育到恒牙列期（13岁）基本完成，上颌磨牙间宽度的增长量大于下颌。

2）下颌生长较上颌更早，但随恒牙列形成增加的量减少，磨牙间宽度发育到9岁基本完成，与尖牙间宽度相似。

3）磨牙间宽度：男性大于女性。

4）磨牙后段宽度：随第二磨牙萌出（12岁），上下第一、第二磨牙间牙弓宽度仍有增加（上颌增加2mm左右，下颌增加1mm左右）。

（3）双尖牙间宽度。

1）从混合牙列到恒牙列，双尖牙间宽度发育到13岁基本结束。

2）从混合牙列到恒牙列，双尖牙间宽度增加女性大于男性，下颌大于上颌。

**2. 牙弓长度的发育**

牙弓长度指由中切牙间的标志点至牙弓左右对称的标志点连线的垂直距离，也称为牙弓深度。

（1）前段牙弓：混合牙列乳恒牙替换时，上下磨牙前移，牙弓长度变短，但恒牙列前牙唇侧萌出，弥补一些牙弓长度的变短，但总体牙弓长度减少。

（2）后段牙弓：牙弓生长在宽度发育结束后（12岁）继续生长2～3年（14～15岁）。

（3）恒牙列后期，牙弓前段长度减少，牙弓后段上颌结节及下颌磨牙后段长度增加。

**3. 牙弓周长**

由于替牙期磨牙前移、邻面磨耗、下前牙直立，牙弓周长由混合牙列到恒牙列有变短的趋势。由于人种、性别、面部生长不同，牙弓周长减少不同。变化区间：上颌0.5～1.5mm，下颌3～5mm。

### 4. 成都地区儿童牙弓生长发育研究

华西口腔儿童与正畸系儿童早期矫治专科的李小兵从2056例5～13岁儿童中得到牙弓发育正常的牙弓基础数据193例，初步得出成都地区儿童牙弓形态大小及发育数据。

（1）成都地区替牙期儿童错𬌗畸形的发生率为64.86%，恒𬌗初期错𬌗畸形发生率为72.75%。错𬌗畸形发生的危险因素包括龋病、具有错𬌗遗传史、口腔不良习惯及食物过于精细。

（2）从替牙列早期到恒牙列初期，尖牙与磨牙间宽度总增加量在上牙弓约为4~5mm，下牙弓增加量略小于上牙弓（2~3mm）。

（3）上下颌牙弓形态与下颌基骨弓（WALA嵴）形态之间存在较强相关性。

（4）替牙列早期到恒牙列初期，成都地区正常𬌗儿童腭盖深度无明显差异，平均约14mm。

（李小兵）

## （二）青少年颅面生长发育及预测

### 1. 青少年颅面生长发育与矫形治疗

儿童颅面功能矫形治疗是正畸矫治中的重要组成部分，虽然仍存在争议，但临床治疗展示功能矫形能改善错𬌗的疗效。

（1）功能矫形能改善颅面形态异常：功能矫形能矫正上下颌骨位置异常，矫正异常面部口腔肌肉功能，改善颅面相对关系异常，协调面部形态。

（2）功能矫形对骨性错𬌗有一定的矫治效果：功能矫形促进颌骨的正常生长发育，部分抑制颅面异常生长，降低骨性错𬌗的严重程度。

（3）功能矫形能矫治功能性错𬌗：功能矫形及早去除功能异常因素，恢复正常颅面软硬组织生长，阻断错𬌗发展。

（4）功能矫形能矫治由颅面结构异常造成的错𬌗关系，减轻错𬌗畸形的严重程度。

（5）功能矫治早期矫正错𬌗畸形，简化错𬌗复杂程度，减轻错𬌗严重程度，有利于患儿由颅面形态异常造成的心理健康问题的恢复。

（李小兵）

### 2. 青少年颞下颌关节生长发育与矫形治疗

（1）青少年颞下颌关节的生长发育。

颞下颌关节是由颞骨关节窝及关节结节、髁突、关节盘、关节囊和囊内外韧带所构成。颞下颌关节的生长发育受到多种因素影响，包括构成颞下颌关节的各个软硬组织的形态结构的因素、咬合功能因素、口周肌肉功能环境因素等。其中，下颌骨髁突被认为是颅面部重要的生长区，其生长发育具有多样性、多向性和适应性的特点，是颞下颌关节生长改建的最活跃部分。

出生后，在多种因素影响下，关节窝、关节结节、髁突、关节盘、关节囊和囊内外韧带协调生长，形成正常的颞下颌关节（形态与功能）。影响颞下颌关节协调生长发育的因素很多，遗传、环境因素都能对颞下颌关节的生长发育产生影响。环境因素中，功能咬合因素是影响青少年颞下颌关节生长发育的重要因素。青少年患者进行错𬌗畸形矫治时，全身正处于快速生长发育期，治疗时间较长，必须考虑颞下颌关节的生长发育对错𬌗畸形矫治的影响，以及矫治过程可能对颞下颌关节造成的影响。青少年错𬌗矫治应利用上下颌骨生长改建以改变上下颌骨关系异常造成的错𬌗畸形，这必然造成颞下颌关节的相应的位置及结构改变。青少年错𬌗矫治必须强调：错𬌗的功能矫治不能忽视颞下颌关节的生长发育与适应限度。

（2）青少年错𬌗矫治与颞下颌生长改建。

青少年颞下颌关节生长发育过程中，髁突的生长方向和生长量决定了下颌骨的生长方向和生长量。同时，颞下颌关节周围肌群的牵拉与功能也决定了颞下颌关节的位置。青少年颞下颌的生长发育过程中，神经肌肉反射逐步与咬合发育相适应，逐步形成颞下颌关节的位置与关系。当颞下颌关节形态功能发育结束后，改变颞下颌功能形态位置的矫治成为临床矫治的禁忌。

青少年错𬌗的功能矫治器是通过改变下颌骨位置，刺激相关的咀嚼肌及口周肌功能，改变颞下颌位置，产生颞下颌关节周围神经肌肉的适应性调节，牵拉肌肉收缩产生的力传递到牙齿、颌骨、颞下颌关节，产生矫形治疗的矫形力，从而进一步促进口颌系统软硬组织及功能咬合发生适应性改变，达到矫治错𬌗畸形的目的。

当青少年隐形矫治采用导下颌向前（MA）时，矫治设计思路就是利用下颌骨颌位变化后，口颌系统发生适应性改变，从而达到矫治Ⅱ类错𬌗畸形的目的。这类功能矫治中，髁突的适应性变化在青少年功能矫治中有着重要意义。因此，矫治前正畸医生应对患者髁突的形态及生长发育适应性改建能力进行充分的评估，明确髁突可能的生长方向和生长量潜力、髁突与关节窝的关系，以及矫治措施可能对颞下颌关节生长发育改建的影响，以便患者获得最佳的面部美观和口颌系统功能的矫治效果。

青少年功能矫治必须避免由于功能矫形时机选择失误或矫治超过患者改建的限度出现颞下颌关节的功能、结构及器质性破坏。

（邹淑娟）

**3. 青少年隐形矫治的生长发育预测与矫治计划**

青少年处在青春快速生长期（11～15岁）的阶段，利用生长发育的潜力，顺势而为，可以诱导颌骨发育，这是纠正骨性错𬌗畸形的有利阶段。正确判断生长发育阶段，预测可能的生长量，对于制订合理的矫治方案，较为准确地判断矫治结果都有重要意义。

预测生长发育的时候需要考虑的因素：

（1）遗传因素。

遗传因素对子代生长型具有指向性意义，不但面部形态、身高、牙列发育体现出与亲代类似的特征，在发育的时间节点上也类似于亲代，如替牙的时间、顺序、初潮时间等。

（2）环境因素。

在母体内，母亲的营养状况、必要蛋白质的摄入、叶酸摄入等因素决定胎儿的发育。出生后的全身激素水平以及口腔功能环境也直接影响发育的进程。全身激素中起重要作用的有脑垂体生长激素、甲状腺激素和性激素等。口腔功能环境因素包括口腔咀嚼、呼吸、语言等因素，直接影响颅面颌发育。另外，个体发育中，全身营养、卫生、文化、生活习惯、社会进步水平等也会间接影响颅面颌的发育。

（吴拓江）

（3）个体化差异。

青春生长发育高峰期存在着一定的个体化差异，女孩子多位于11～13岁之间，男孩子多位于12～15岁之间，临床上多根据身高、体重、第二性征、颈椎的发育等情况来综合判断。

1）青少年在青春生长发育期会出现"长个子"的情况，家长反映最近个子快速增长，表明进入青春快速生长期。

2）女性以初潮作为生长发育高峰的判断，初潮后一年生长发育的速度会明显减慢，男性则以喉结、变声、身高的快速增长作为辅助判断。

3）此外，颈椎的判断也是非常重要的，一般可以从头颅侧位片上进行。一般而言，青春生长发育高峰期的特征性表现是第二椎体下缘形成凹面，第3、4椎体形状上更似矩形。

（李煌）

（4）颅面生长发育与矫形治疗的时机。

1）鼻上颌复合体由来自颅底发育推动的被动生长和复合体本身的原发生长完成。7～15岁，上颌1/3的前移是被动生长，其余生长量则可以由骨缝及表面增生改建完成。上颌牵引需在骨缝闭合前进行，越早越有效（7岁前）。

2）上颌结节到第一磨牙远中的牙弓后段：13～14岁，女性增加1.5mm，以后每年增加0.4mm，总共会增加3.2mm；男性13～15岁增加4mm，以后每年增加0.4mm，一共会增加5.3mm。利用牙弓后段的生长，第一磨牙前的轻中度拥挤可以考虑用牙弓后段的间隙解决。

3）复合体的生长完成顺序是宽—长—高，一般在18岁左右基本完成发育。

4）上颌骨的生长旋转很少，临床意义较小。由于个体生长型不同，下颌生长旋转的中心可以是髁突、下切牙切缘和下颌前磨牙区。旋转的方向一般与面高发育的生长一致。矫形治疗应该促进有利于面型协调的旋转，控制破坏协调的旋转。

5）下颌骨的生长可以分为下颌支和下颌体的发育。下颌支在男性16岁之前，女性14岁之前，每年增加约1.5mm（从下颌支前缘到下颌第一磨牙）。下颌体长度则每年增加2～3mm（Go-Pog），下颌支的高度在这个期间每年增加1.5～2mm（男）和1.5mm（女）。

6）髁突作为下颌骨发育的生长区之一，向上后方向发育，推动下颌整体向前。6～15岁，男性每年平均增长2.5～3mm，女性每年平均增长2～2.5mm。髁突生长并非匀速进行，与个体的生长型基本一致，通常在儿童期减速，青春高峰期加速，高峰期后快速减速。

7）颏部发育：女性16岁、男性20岁左右完成发育。颏的发育能进一步改变患者侧貌，改善Ⅱ类面型，恶化Ⅲ类面型。

（吴拓江）

8）青春期上下颌有差异性生长的特性，矢状向下颌生长较上颌快，下颌从稍后的位置发育为正常的位置，上下颌骨形成Ⅰ类关系。颌骨的差异性生长，英文讲是"Cephalocaudal gradient of growth——There is an axis of increased growth extending from the head toward the feet"，也就是说头尾梯度生长的，离头越远，其生长越晚，且生长速度更快。从颌面部发育来看，下颌骨的生长要晚于上颌骨，也要大于上颌骨，所以青春生长发育早期孩子的面型更呈现凸面型，随着下颌后期的差异性生长，面型将更为直立。

早期下颌后缩的患者可以利用下颌骨的差异性生长规律来促进下颌骨的生长改建，纠正Ⅱ类的颌骨关系。对于轻中度骨性或功能性Ⅱ类错𬌗，矫治的策略有：①功能矫治器+透明矫治器：利用功能矫治器促进下颌骨的生长，达到Ⅰ类咬合关系，然后透明矫治器排齐牙列；②导下颌向前隐形功能矫治：pre-MA阶段协调上下牙弓，诱导下颌向前，最后调整咬合；③透明矫治器+颌内Ⅱ类牵引：排齐牙列，匹配上下牙弓，利用颌骨的差异性生长来纠正错𬌗畸形。

（李煌）

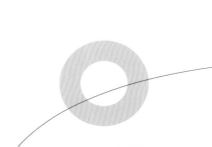

# 四、青少年隐形矫治的生物学、材料性能及生物力学

## （一）青少年隐形矫治的生物学

正畸牙移动是一个复杂的牙周组织改建的生物学过程，牙齿接受正畸矫治力产生移动，同时牙周组织相应改建。通常牙齿与其周围的牙槽骨处于相互适应的稳定状态，故二者又合称为"牙–牙槽骨复合体"。

### 1. 骨开裂（开窗）

在正畸治疗过程中，若牙齿突破骨皮质，导致牙槽骨发生缺损，即发生牙槽骨开裂（或开窗）。牙槽骨自牙槽嵴顶向根方延伸的垂直性缺损叫骨开裂；若缺损未及牙槽嵴顶，叫作骨开窗。

### 2. 骨开裂（开窗）的病因及危害

骨开裂（开窗）会造成牙龈退缩、牙槽骨吸收、牙松动、根管治疗失败、种植体脱落、正畸后复发等一系列后果。薄龈生物型等解剖因素、不当操作等医源性因素，以及外伤等其他因素均可导致骨开裂（开窗）的发生。

### 3. 骨开裂（开窗）与正畸治疗

强调正畸治疗前检查诊断时不能忽视牙–牙槽骨状况，重点检查骨开裂（开窗）的高发人群和高发部位。影像学检查重点在三维方向上作诊断（如CBCT），制订合理的治疗方案，确保正畸牙移动控制在牙槽突的解剖边界内，选择可控制的生物力学机制，避免超限牙移动，规范操作程序，规避牙槽骨开裂（开窗）的发生。

（李志华）

## （二）青少年隐形矫治的材料性能

### 1. 光学性能

隐形矫治膜材料必须是透明的，透光率达到80％以上，否则无法达到隐形的效果。除此之外还应考虑材料对光的反射、吸收、折射、散射等性能对材料性能的影响。

### 2. 化学稳定性

由于口腔环境的特殊性，患者佩戴以后，正畸材料会始终处于口腔唾液之中，口腔环境中唾液成分有钙、磷、镁等离子以及蛋白质等有机物。随着患者食用一些食品后残留的酸、碱等成分也会对矫治材料产生环境的影响，这就要求矫治材料有较优异的化学稳定性。

### 3. 吸水性能

正畸膜材料应该具备尽量低的吸水性能，因为热塑性高分子材料吸水之后会在化学结构上引起一些反应，如水解酯化反应等，对其性能会有相应的影响，在水溶液之中不能变形，吸水溶胀变化

尽量较小等，否则患者会明显感到不舒适，也会影响矫治效果。

**4．力学性能**

隐形正畸矫治材料的矫治效果是通过热塑性高分子材料的力学性能实现的。

从短期力学性能来看，材料的拉伸强度产生了矫治材料的"移动牙齿"的动力。材料的模量代表材料的刚度，刚度产生矫治力。然而过大的刚度会使患者产生不适的感受，给佩戴与摘除带来麻烦。

从长期力学性能来看，矫治材料能够提供一个较长时间的矫治力，就要求材料在规定形变的范围内有应力松弛的性能。选择适度的应力松弛材料，医生可根据患者佩戴情况，制定相应的矫治周期。

**5．生物相容性**

隐形正畸矫治的材料作为一套医学用材料，直接佩戴在人体口腔之中，必须对去生物相容性进行评价，材料的安全性必须满足国际标准组织以及美国食品药品管理局等部门的卫生要求，并且材料分解或降解产物不能对人体造成不良影响。

（唐镇　李志华）

## （三）青少年隐形矫治的生物力学

### 1．青少年隐形矫治的支抗分类

支抗指的是支持矫治力，抵抗矫治力的反作用力的单元。正畸支抗包括颌内支抗、颌间支抗、颌外支抗等。透明矫治器主要以颌内支抗和颌间支抗为主，暂时无法使用颌外支抗。但随着隐形矫治技术的出现，正畸支抗的概念也随之出现了新的变革。除了上述支抗类型之外（在这里定义为牙移动支抗），由于透明矫治器的设计特点，出现与固定矫治不同的支抗类别，这里暂且称为矫正器支抗。

（1）牙移动支抗。

其与固定正畸传统的支抗概念是一样的，那就是支持矫治力移动牙，抵抗矫治的反作用力的单元。

1）确保牙套固位的支抗：支撑矫正器形变、提供矫正器固位的牙单位。

2）Staging支抗：通过ClinCheck设计，改变移动牙的数量和牙移动的类型，即Staging的设计和调整所提供的支抗。

3）隐形交互支抗：隐形交互支抗中的"隐形"，指的是在方案设计动画中没有直观表达与表示的矫治力支抗。比如：推磨牙向后时需要前牙提供支抗，前牙后移时后牙需要承载反作用力。

4）局部弹性支抗：对抗矫治器在优化附件上产生的矫治力的反作用力的支抗。也就是说，矫治器优化附件的加力面比受力面大，矫治过程中此区域的形变，承载了对优化附件受力面的加力。这也是透明矫治器优化附件的空间需要比模板更大的原因之一。

5）预备支抗：固定矫治进行必要的支抗预备，在隐形矫治中同样能实现。比如，在磨牙近中移动的时候，由于透明矫治器较软，磨牙的冠根比较小，同时磨牙又是多根牙等因素，导致磨牙牙冠的近中倾斜非常容易出现。这时，我们可以在方案设计的时候，在治疗初期有意识地加入一定量的磨牙牙冠的远中倾斜，从而为防止磨牙的近中倾斜准备充足的支抗储备。

6）辅助支抗：当隐形矫治不能单纯依靠矫正器产生的支抗时，添加额外的装置，如种植钉，进行支抗控制，叫辅助支抗。

（2）矫治器支抗。

这是隐形矫治与传统矫治不一样的地方。透明矫治器是高分子材料加工而成的，其矫治力的施加依赖于矫治器佩戴到位之后的形变。矫治器发生其弹性形变范围之内的形变之后，恢复原有形状的趋势就会在特定的位置产生矫治力量。这一力量施加在目标牙上，就会实现设计的牙移动。但是这一矫治力的反作用力会施加在透明矫治器上，产生弹性形变，这就需要矫正器具有一定的强度，来对抗不利于矫正器形变的支抗，否则会导致矫治器无法按照设计施加正确的矫治力。

矫治器支抗是指确保矫治器只发生设计的弹性形变范围内的变形，对抗产生矫治力的形变的反作用力的矫治器的物理特性。主要表现为以下几个方面：

1）矫治器本身的形变：隐形矫治设定每一步矫治器的矫治量。每一副矫治器的矫治量一方面要受到牙周组织生理学基础的限制，另一方面它也会受到透明矫治器物理性能的限制。随着单步牙移动量的增大，矫治器发生的形变就会增大。增大的形变如果超过矫治器的弹性形变范围，矫治器就无法施加预先设计矫治力大小和方向的力量。

2）附加装置导致的矫治器形变。

a. 附加装置如透明矫治橡皮圈牵引可直接在矫治器上加力，产生的额外的形变势必会带来额外的矫治力，从而影响隐形矫治的效果。

b. 附加装置如颌间牵引也可以施加在牙上，导致被牵引牙超出设计的移动速率和轨迹，也能引起矫治器局部的额外形变，影响矫治效果。

c. 矫治器支抗：①设计合理牙的移动，避免矫正器无法提供足够的弹性支持，合理的矫治器支抗确保产生正确的矫治力；②同时避免超出矫治步骤的额外形变，合理牙移动支抗，使得矫治器产生的矫治力能够按计划实现矫治效果。

（3）辅助支抗。

1）种植钉支抗：种植钉支抗提供额外的颌内牙槽骨支抗，支持最大牙移动。

2）颌间支抗：橡皮圈颌间牵引提供的支抗，支持临床需要的牙移动。

3）咬胶：在隐形矫治中认真使用咬胶，有利于矫治器的充分固位，从而有效地产生计划内的矫治力。同时，咬胶可以通过提供矫治器支抗来间接提供牙移动支抗。

**2. 青少年隐形矫治支抗设计的特点**

对于青少年患者来讲，其与成人矫治患者的主要区别有以下几点：

（1）青少年患者具有很大的生长潜力，我们在制订矫治方案和选择矫治方法的时候，要充分考虑到生长发育的因素。

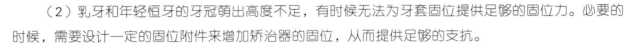

（2）乳牙和年轻恒牙的牙冠萌出高度不足，有时候无法为牙套固位提供足够的固位力。必要的时候，需要设计一定的固位附件来增加矫治器的固位，从而提供足够的支抗。

（3）青少年，尤其是女性患者的骨密度不足，有时会影响种植支抗的固位。

（4）为了最大限度地增加青少年患者的舒适性，减少痛苦，在方案设计中，应该充分考虑并且尽量减少辅助支抗的使用。

（谭理军）

### 3. 青少年隐形矫治中生理性支抗的应用

在青少年的生长发育期间，存在天然的抵抗矫治力的反作用力单元，这种在生长发育过程中存在的抵抗矫治力的反作用力单元就是生理性支抗。

（1）青少年生理性支抗及维持。

据Björk的金属种植钉研究，上颌磨牙在6年的观察期间，发生了平均5.5度的近中倾斜。而加拿大的Burlinton生长发育中心的研究显示，在12～14岁期间，也就是青少年最常见的正畸时间，上颌磨牙平均近中倾斜了2.8±4.3度，矢状向上的距离大约为2mm。由于磨牙向前的生长或漂移导致的支抗丢失，许天民教授称为生理性支抗丢失。生理性支抗丢失主要发生在青少年期间，如果能将生理性支抗保护好，对于青少年的矫治成功将是一个很好的保障。

青少年生理性支抗属于颌内支抗，包括远中倾斜的上颌磨牙以及正常的Spee曲线。

（2）青少年隐形矫治如何利用生理性支抗。

由于在青少年生长发育过程中磨牙的远中倾斜和正常的Spee曲线为前牙内收时提供了天然的支抗储备，在青少年隐形矫治的终末位置设计中应该充分考虑磨牙的倾斜度，尽量保留上颌磨牙的远中倾斜角度以及正常的𬌗曲线，为青少年的隐形矫治保驾护航。在固定矫治器上，除PASS矫治器外，牙列排齐阶段在镍钛丝的作用下就可能产生上颌磨牙前倾，从而导致生理性支抗的丢失。而隐形矫治没有弓丝，只要设计时保持上颌磨牙的远中倾斜以及Spee曲线，就可以尽量避免生理性支抗丢失的现象。

（刘剑　李志华）

中国青少年隐形矫治

II 青少年隐形矫治 II：诊断与技术篇

中国青少年隐形矫治

I 青少年隐形矫治 I：基础篇

中国青少年隐形矫治

III 青少年隐形矫治 III：临床治疗篇

中国青少年隐形矫治

IV 青少年隐形矫治 IV：技术推广篇

中国青少年隐形矫治

参考文献

中国青少年隐形矫治

V 透明矫治器介绍——以 Invisalign（隐适美）系统为例

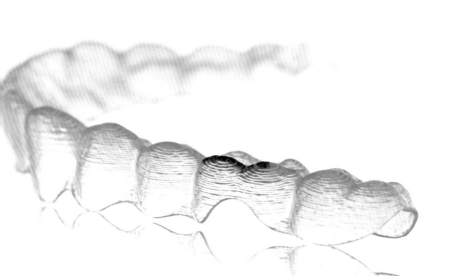

# 一、青少年隐形矫治的设计思路及适应证

## （一）青少年隐形矫治的设计思路

### 1．青少年颌骨形态不调的矫形治疗

青少年隐形矫治，特别是替牙期矫治，不能忽略生长发育的影响，首先判断患者是否有颌骨畸形。

如果有颌骨畸形，应首先考虑改善上下颌骨关系。青少年隐形矫治改善颌骨关系的治疗方法包括应用正畸种植钉的各类牵引、Ⅱ／Ⅲ类颌间牵引、导下颌向前矫形治疗等。

青少年骨性畸形的治疗选择，应根据患者骨型畸形的严重程度以及患者对颜貌美观的要求进行综合考虑。

青少年隐形矫治在一定程度上能改善患儿颌骨的生长方向和生长量。

对于有骨性牙弓狭窄的患者，应该先使用快速扩弓将上颌基骨弓扩大之后再行隐形矫治。青少年隐形矫治是否有骨性扩弓效应，目前尚未有定论。

### 2．青少年牙性错𬌗畸形的矫正

青少年隐形矫治与固定治疗的差别是其治疗的预判，以及对矫治中牙移动控制的预设。隐形矫治数字化正畸动画能体现医师对青少年正畸矫治理论的综合思考及理解。青少年隐形矫治强调制订个性化矫治方案。

### 3．青少年替牙列期隐形矫治的特殊考虑

（1）对于替牙期患者，如果第三磨牙缺失、第三磨牙已经提前拔除，或者诊断明确的第一磨牙前移的患者可以采用推磨牙向远中的方法获得或者重新获得间隙，不建议采用邻面片切的方法提供间隙排齐牙列。

（2）青少年隐形矫治拔牙应慎重：早期间隙管理，牙弓协调、磨牙后移、Leeway Space应用可减轻拥挤的严重程度。面部生长、颏生长尚未完成，拔牙使面部更平。

（3）青少年错𬌗矫治涉及早期错𬌗矫治，矫治设计要全面考虑颅面颌结构、口腔功能以及生长。错𬌗矫治包括了上下颌骨之间的大小与位置异常、上下颌骨与颅骨间的位置异常、上下牙弓形态大小与位置异常、上下牙的关系异常、面部软组织功能与结构异常、颞下颌关系位置与结构异常、口腔功能形态的矫治等。青少年隐形矫治医生选择合适的矫治技术，预防错𬌗发生，阻断错𬌗发展，降低错𬌗的复杂程度，减轻错𬌗畸形未来矫治的难度。利用青少年生长发育潜力，达到错𬌗畸形矫治的目的。

（李小兵）

## （二）青少年隐形矫治的适应证

### 1. 替牙期错𬌗矫治的适应证

（1）牙列间隙管理，早期利用Leeway Space排齐轻中度牙列不齐。

（2）协调上下牙弓形态和大小，功能矫正上下颌骨关系异常。

（3）早期矫治上下牙弓宽度异常。

（4）早期治疗牙萌出不正。

（5）早期矫治弯根牙、阻生牙。

（6）复位近中移动的第一磨牙。

（7）利用牙弓长度生长潜力，在第三磨牙缺失或者拔除之后，远移第一磨牙，解决轻中度拥挤和前突问题。

（8）功能性前伸下颌，矫治轻中度骨性 II 类下颌后缩畸形。

（9）功能矫治轻中度骨性 III 类错𬌗，改善面型。

（10）利用辅助支抗，早期矫正异常颅面生长。

### 2. 恒牙列初期错𬌗矫治的适应证

（1）牙性错𬌗畸形：轻中度拥挤非拔牙及严重拥挤的拔牙矫治。

（2）阻生牙、扭转牙、弯根牙的矫治。

（3）上下牙弓形态不协调，功能矫治上下颌骨关系异常。

（4）上下牙弓宽度异常：扩弓矫治。

（5）上下牙弓长度异常：推磨牙向后。

（6）上下牙槽骨高度异常：辅助支抗打开咬合，改善面部生长型。

（7）功能矫治轻中度骨性 II 类下颌后缩畸形。

（8）利用辅助支抗，矫治轻中度骨性 III 类错𬌗畸形。

（9）牙代偿治疗轻度骨性 II 、III 类错𬌗畸形。

（10）骨性 II 、 III 类错𬌗畸形的拔牙掩饰治疗。

（李小兵）

## 二、青少年隐形矫治的临床诊断、治疗计划

### （一）青少年牙弓形态与大小发育异常的诊断与治疗

#### 1. 青少年正常牙弓及牙弓发育异常的分类

（1）Andrews理想𬌗的六要素

Andrews理想𬌗的六要素：咬合、牙弓、颌骨、颞下颌关节、面部软组织、颏。理想的牙弓是理想𬌗六要素（口颌面协调六要素）中的首位要素。

正确地诊断与分析牙弓的形态与大小，对于正处在生长发育阶段的正畸患者尤为重要。它能有效地在临床实现正确诊断，制订错𬌗预防与阻断矫治计划，并且对于正畸综合治疗结束后的咬合分析也十分重要。

正常（理想）的牙弓形态与大小应符合以下条件：

1）上下牙列咬合线为类悬垂形的圆滑曲线，牙排列位置正常，近远中及颊舌向角度正常，形态上下协调，左右对称。

2）上下牙弓长、宽、高正常，与面部软硬组织关系协调。

（2）青少年牙弓发育异常的分类。

1）牙弓宽度发育异常：牙弓发育不足，狭窄最常见，牙列拥挤。

2）牙弓长度发育异常。

a.前段牙弓长度发育过长，前牙深覆盖。

b.前段牙弓长度发育不足，前牙反𬌗或切𬌗。

3）牙弓高度发育异常。

a.前段牙弓高度发育过大：前牙深覆𬌗，露龈微笑。

b.前段牙弓高度发育不足：前牙开𬌗。

4）上下牙弓形态不协调：出现咬合干扰、功能障碍，可表现为不同的错𬌗关系，上下牙中线不齐，严重者颅面形态关系异常。

5）牙弓形态发育异常：可造成严重的错𬌗畸形。牙弓发育异常可以是单个维度的发育异常，但常常合并多个维度问题，比如宽度与长度发育不足、宽度/长度与牙弓形态发育异常等。这种综合性的牙弓发育异常，也可称为牙弓发育不良。

#### 2. 青少年牙弓发育异常塑形矫治计划：牙弓/牙槽骨塑形治疗

正畸治疗从排列牙齿的"矫正（orthodontic treatments）"发展到针对上下颌骨发育异常及口周肌肉功能异常的"矫形（orthopedic treatments）"，强调颅面颌的整体性。正畸矫治中，对牙弓发育异常的矫治同样是正畸矫治的主要目的。从牙弓/牙槽骨的发育的角度出发，阻断牙弓/牙槽骨发育造成的错𬌗。华西口腔李小兵教授提出"牙弓/牙槽骨弓塑形（alveopedic treatments）"理

论，旨在更准确地分析诊断错殆形成机制，提高临床矫治效率，在临床工作中获得良好的效果。

（李小兵）

## （二）青少年颅面形态异常功能矫形的诊断

### 1．功能矫形治疗针对的是颅面结构和大小的异常，需对上下颌骨形态位置及咬合功能进行分析诊断

上下颌骨关系从矢状向上和错殆的分类一样，分为Ⅰ、Ⅱ、Ⅲ类骨性关系，从生长型上分水平生长型、平均生长型和垂直生长型。但上下颌骨关系是三向的立体关系，单纯矢状向分析并不是完整的诊断。

### 2．颅面形态诊断的分析

（1）儿童颅面生长发育贯穿青少年发育整个阶段，应从遗传、个体、环境等各方面预测个体颅面的生长可能与限度。

（2）咬合功能分析：由于颅面神经肌肉、颞下颌关节及咬合关系造成的咬合功能异常常常能造成颅面异常生长，口腔咬合功能的分析是功能矫形治疗的不可或缺的一部分。

（李小兵）

（3）功能性Ⅱ类错殆的诊断。

功能性Ⅱ类错殆是由咬合干扰、不良习惯、口唇姿势、肌功能活动异常导致的牙齿及颌骨位置异常。鉴别功能性Ⅱ类错殆必须进行相应的功能分析，主要通过面部观察、模型、头影测量、肌电分析和下颌关节运动记录等分析。判断方法如下：

1）两次蜡咬合法：通过此方法可判断肌位和牙位是否一致，从而评价有无咬合干扰。比较患者正中殆位（牙位）时及上下颌牙牙尖刚刚接触时（肌位）的蜡合记录的上下磨牙关系线。有咬合干扰存在，两次记录线相差大于4mm。功能性Ⅱ类错殆：咬合干扰致下颌后缩，肌位下磨牙上的记录线明显在前；相反，如是功能性Ⅲ类错殆，肌位咬合线明现后退。如两次咬合线一致，就可诊断是骨性Ⅱ类或Ⅲ类，无咬合干扰。

2）分析下颌闭合道类型：骨性Ⅱ类错殆下颌闭合道是向上向前的，髁在关节窝内仅做旋转运动而没有滑行运动。有功能干扰的Ⅱ类错殆，髁在关节窝内既有转动又有向上向后的滑动。

3）通过头侧位片判断：同时摄取姿势位和正中殆位的头侧位片，以进行重叠描图分析。其原理是功能性错殆患者下颌由姿势位做自然闭合时，由于早接触点的诱导，必然导致下颌位置的异常偏移，因而根据重叠描图中，下颌仅下切牙点的异常变化，可判断分析有无功能障碍，并鉴别该错殆畸形属功能性还是骨性。

（周力）

### 3. 青少年颅面形态异常的矫形治疗计划

（1）错𬌗功能矫形治疗的时机。

儿童生长发育高峰期分别是女性10~11岁、男性11~12岁。骨性错𬌗的矫形治疗的最好时机是生长发育高峰期前，即女性9岁，男性10左右。

骨性Ⅱ类错𬌗的矫形：建议开始时间为9~10岁。

对于骨性Ⅲ类错𬌗矫形治疗开始时间临床上存在争议：由于下颌的差异性生长及髁突继发性生长的特点，应尽早去除前牙反𬌗，早期控制下颌的生长，临床倾向于更早开始功能矫形治疗。

（2）骨性Ⅱ、Ⅲ类错𬌗的矫形治疗计划。

功能矫治减轻或矫正骨性错𬌗，降低Ⅱ期正畸综合矫治的难度，达到非拔牙或非手术治疗骨性错𬌗的目的。矫形治疗对于轻中度的骨性错𬌗治疗有效。

1）骨性Ⅱ类错𬌗矫形治疗计划：Ⅱ类错𬌗的分类较多，功能性矫治针对功能性及骨性Ⅱ类错𬌗畸形。

a.功能性Ⅱ类错𬌗的矫治：去除功能障碍，矫治错𬌗畸形。

＊去除咬合干扰及咬合障碍，恢复正常咬合功能。

＊去除异常颅面及口腔肌肉功能。

＊注意牙弓宽度不足造成的功能性下颌后缩。

＊恢复颞下颌关节位置关系。

＊内倾性深覆𬌗下颌后缩，需要早期矫治。

b.骨性Ⅱ类错𬌗畸形：抑制过度生长，促进发育不足，矫治错𬌗畸形。

＊下颌发育不足，位置靠后的骨性Ⅱ类错𬌗，功能前导下颌。

＊上颌发育过度的骨性Ⅱ类错𬌗，控制上颌发育。

＊水平生长型骨性Ⅱ类错𬌗，促进下颌顺时针旋转，打开咬合；垂直生长型骨性Ⅱ类错𬌗，平整𬌗平面，引导下颌逆时针旋转。

＊家族（遗传）性严重骨性上颌前突，功能矫治效果不好。

2）骨性Ⅲ类错𬌗矫治计划。

a.功能性Ⅲ类错𬌗：去除咬合障碍，控制及去除不良下颌前伸。

b.骨性Ⅲ类错𬌗。

＊上颌发育不足：刺激上颌生长，前牵上颌骨或促进上颌骨前段骨表面生长。

＊下颌发育过大：控制下颌生长，水平或平均生长型可适当打开咬合，顺时针旋转下颌，代偿骨性矢状向异常。

＊家族性顺时针骨性反𬌗，功能矫治疗效不好。

（李小兵）

## 三、青少年隐形矫治的基本技术

### （一）ClinCheck审核及IMSAS步骤

**1. 青少年隐形矫治平移移动步骤**

审核ClinCheck步骤简称"IMSAS"：分别代表切牙（Incisor）、磨牙（Molar）、排牙（Set-up）、附件（Attachment）和移动步骤（Staging）。

**2. 隐形矫治牙移动步骤设计的考虑**

（1）从生物力学角度，移动步骤的设计应符合支抗能力。

比如，磨牙远移和前牙唇倾的牙移动方向相反，可以成为一对交互支抗，因此可以设计为同时进行；而磨牙远移和前牙内收的牙移动方向相同，并非交互支抗，则不能设计为同时进行，除非使用额外的支抗（如种植体或颌间牵引）。理想的交互支抗，除了由两组反向移动的牙组成外，这两组牙的"支抗能力"（以有效牙周膜面积代表）也应大致相当。符合理想交互支抗的移动步骤，可以预期较高的实现度（实际牙移动与设计牙移动的符合程度）。譬如，拔除4的病例，设计5的近移与3的远移同步进行，便是符合理想交互支抗的移动步骤，实现度较高；若设计5的近移与1、2、3的远移同步进行，由于5的牙周膜面积远小于1、2、3的牙周膜面积总和，其结果便是5的支抗不足，导致前牙内收不足，而5受力过大，发生近中倾斜。

（2）移动步骤的设计应兼顾实现度和效率。

从实现度的角度考虑，每一步移动的牙总数越少，单颗牙的移动量越小，无疑实现度越高。然而，减少每一步移动的牙总数和移动量势必增加疗程，降低效率。一方面，在保证较高实现度的前提下，尽量提高效率。比如，对于推磨牙向后等实现度高的牙移动方式，可采用系统允许的最大牙移动速率；而对于磨牙近移等实现度较低的牙移动方式，则应适当减少每一步移动的牙总数，采用"逐个移动"或"分批移动"。另一方面，在不延长总疗程的前提下，应尽量放慢牙移动速率，以获得更高的实现度。比如，如果上颌牙移动总步数为60步，而下颌牙移动总步数为30步，显然下颌过早结束也不能缩短疗程。这种情况应请技师减慢下颌牙移动速率，使之基本与上颌牙移动同步结束，从而获得下颌牙更高的实现度。

（3）移动步骤设计时需去除不必要的往返移动。

过多的往返移动不仅对牙周健康不利，还会降低实现度和效率。

（4）设计移动步骤时还应尽量避免咬合干扰或𬌗创伤。

譬如，对于一个双颌前突，浅覆𬌗、浅覆盖的拔牙病例，如果按常规设计同步内收上牙前牙，则可能因前牙覆𬌗加深而覆盖过浅造成𬌗创伤。此时不妨修改移动步骤为先内收下前牙，待建立一定覆盖后再开始内收上前牙，即可减少𬌗创伤。

（李宇）

## （二）正畸矫治之终末目标与ClinCheck方案设计

无托槽隐形矫治（clear aligner）有别于传统的固定多托槽综合矫治，具有美观、舒适、卫生的特点，越来越受正畸患者的青睐。无托槽隐形矫治过程中极为关键的一步便是对其计算机模拟的终末目标位置进行审阅与修改，可以说，终末目标相当于一个患者的正畸目标，是整个矫治的灵魂。

然而，由于目前的透明矫治牙套仅针对牙冠数据进行采集和模拟，医生在审阅和修改计算机模拟方案时极易忽略牙根、软组织、肌肉等因素，忽略了整个正畸计划的完整性。同时，透明矫治牙套属于极为个性化的矫治器，与传统的已经预存数据的直丝弓矫治器不同，其终末目标位置的牙齿三维数据并无一定的标准。这无疑对隐形矫治的新学习者造成了一定的困扰。怎样的终末目标位置才是准确的目标位置？什么方式的牙齿移动路径才符合生理性的移动步骤？除了计算机模拟给出的牙齿牙列，审阅方案时还应该考虑哪些因素？

### 1. 美国正畸协会（ABO）正畸治疗结果的咬合评价系统

早在20世纪初，口腔正畸学的开创者Edward H.Angle医生通过对理想头颅牙齿咬合的研究，认为上颌第一磨牙的位置稳定不变，强调咬合的完整性，但忽视了面部软组织美观的重要性。20世纪30年代，Charles H.Tweed医生采用拔牙矫治后，患者获得了更好的面型和稳定效果，矫治牙齿时开始注重鼻、唇、颏三者密不可分的位置关系。1994年，美国正畸协会（ABO）开始着力于探索基于石膏模型与X线曲面断层片的精确客观评价正畸治疗结果的方法，其主要通过8个部分进行最终结果的审阅：①牙齿排齐；②后牙边缘嵴高度；③后牙颊舌向倾斜度；④咬合接触；⑤咬合关系；⑥覆盖；⑦邻接关系；⑧牙根近远中倾斜度。根据ABO的审阅内容，我们在审阅隐形矫治终末状态时便有了一定的参照。

### 2. 全口义齿排列标准对正畸咬合终末状态的参考

义齿的排列标准与隐形矫治终末状态中终末位置牙齿排列有着异曲同工之妙。正畸医师制定治疗终末目标时，全口义齿排列能否对隐形矫治甚至正畸过程中最后的精细调整提供一定的帮助？全口义齿排牙时需要满足以下几个要素：①咬合平面应该平分颌间距离；②人工牙应尽可能排在中性区；③必须按照解剖标志排牙；④前牙应尽量避免深覆𬌗；⑤Spee曲线与Wilson曲线必须符合生理性咬合运动。这些内容无疑又在提醒我们在隐形矫治中，牙齿转矩、颌骨解剖结构对牙齿的限制，以及前牙的覆𬌗覆盖、生理性咬合的最终确定等。

### 3. 面部软组织形态与正畸终末目标的关系

现代口腔正畸学泰斗William R.Proffit教授提出"正畸应以面部软组织为导向"的矫治理念，同时强调应该重视面部软组织形态的改善，以面部软组织形态作为诊断分析及制订矫治计划的优先考虑要素，从而同时达到口颌面的结构稳定和形态美观。

### 4. 理想𬌗六要素（口颌面协调六要素）与正畸治疗终末目标

（1）Andrews教授的"口颌面协调六要素"理论。

Lawrence F.Andrews教授于2000年提出"口颌面协调六要素"：理想𬌗六要素包括理想的牙

弓形态、理想的颌骨前后向位置关系、理想的颌骨水平向位置关系、理想的颌骨垂直向位置关系、理想的颏部突度、理想的咬合关系。其中，理想的牙弓形态和理想的咬合关系，是牙齿、牙列、牙弓治疗最终理想目标的阐述，对审阅隐形矫治的终末目标位置有着很好的参考意义。

（2）目标前界线与正畸终末目标。

Andrews认为上中切牙的位置与唇部形态美观密切相关，同时以相对稳定的额部建立参考平面——目标前界线（the Goal Anterior Limit Line,GALL）。GALL不仅将牙齿颌骨硬组织与面部软组织客观定量地联系在一起，而且使得正畸医生能清楚知晓当面部形态达到美观时，牙齿、牙列以及颌骨应该处于的位置和形态，在诊断分析时有了更明确的矫治目标。

（3）理想𬌗六要素理论中牙及牙列的位置

Andrews强调：每个牙冠都应该相互靠拢且没有扭转；牙根应位于基底骨中央；Spee曲线深度应在0~2.5mm；上下颌牙弓形态匹配；每个牙弓中的牙齿位置允许牙齿咬合面与对颌牙有最大接触，允许颌骨功能性运动时有正确的交互作用，而且通过牙齿将咀嚼力分散到健康而强壮的支持组织上；下颌骨应位于关节窝的正中关系位，享有生理性的合理运动。

理想𬌗六要素理论详细地阐述了理想的正畸目标，在牙齿、牙列方面主要强调了三点：①牙齿转矩；②覆𬌗覆盖；③生理性咬合。牙根位于基底骨中央，即强调前牙转矩和后牙转矩的正常；前牙、后牙覆𬌗覆盖正常而且匹配可以说明Spee曲线正常；生理性咬合既强调了牙齿在静态牙尖交错𬌗时必须具备良好的尖窝接触，咬合稳定，又要求下颌在前伸和侧方运动时无干扰，平衡尖与功能尖斜面、高度均符合生理性咬合的特点。其中，Spee曲线、Wilson曲线，以及牙尖斜度尤其是功能尖斜度被认为是保持生理性咬合必须考虑的三大要素。

ABO标准中的1、4、6、7都在理想𬌗六要素理论中直接提及，而第3点后牙颊舌向倾斜度再一次佐证了理想𬌗六要素理论中对牙齿转矩的要求。ABO中对于后牙边缘嵴高度有着严格的评分系统，最优结果要求后牙边缘嵴高度应该一致。我们认为，边缘嵴高度保持一致也是对后牙覆𬌗正常、Spee曲线平滑的另一种解释。

纵览理想𬌗六要素理论、ABO评分方法、全口义齿排牙等牙齿、牙弓、牙列方面的审阅资料，为我们隐形矫治终末目标位置的审阅提供了具有指导意义的参考。然而，必须铭记的是，这仅仅是正畸治疗中的一部分，甚至是一小部分内容。作为一名合格的正畸医生，不应该忽略对咬合、颌骨、面部软组织、牙周组织、关节等的关注，在审阅终末目标位置时一定要将这些因素考虑进来，而不仅仅拘泥于计算机模拟的牙齿排列情况。

（金作林　秦文）

## （三）隐形矫治ClinCheck设计中附件的设计与选择

### 1. 附件与矫治器特性

（1）附件（Attachment）是粘接在牙齿上、具有增强固位和矫治牙移动功能的构件。在数字模型上，附件是添加于相应牙齿上的额外几何结构，为突出于牙面的附件。它是无托槽矫治技术的固位及矫治力加载面，通过初始附件模板和矫治器附件形态和大小的差异，实现预加力。附件种类分为固位型附件及辅助移动型附件。

1）固位型附件：主要功能是辅助牙套固位，支持矫治力，达到矫治设计的目的。传统附件多为固位型附件，形状有椭圆形、矩形、楔形。这类附件以固位为主，但也能引导或帮助相应牙齿按矫治软件设计的程序重新定位，使牙齿更顺利地移动到矫治设计的目标位置。患者有牙生理解剖问题，如临床牙冠短、倒凹不足、相邻牙大小差异明显等，应增加固位型附件设计：①双尖牙牙冠偏短，无法设置优化后牙伸长附件，可改设偏龈方、水平向放置的矩形附件；②竖直倾斜牙根时，垂直向放置的1mm厚长矩形固位附件，也能控制牙根的进一步倾斜。

2）辅助移动型附件：这类附件的目的是引导或辅助目标牙齿按矫治设计程序重新定位，使牙齿更顺利地移动到矫治设计的目标位置。优化附件均为此类附件。如优化伸长附件、优化改扭转附件、尖牙双尖牙优化控根附件、下颌双尖牙深覆𬌗矫治优化附件、双尖牙及磨牙上的优化支抗附件、尖牙上的优化内收附件等。

（2）矫治器特性（Aligner Peculiarity）是隐形矫治技术在牙套上的一些特殊设计。

1）Power Ridge：增强透明矫治器对前牙的根舌侧转矩控制的特色设计。Power Ridge是位于切牙唇侧龈方、舌侧近切端的条形压力嵴设计。

2）颊侧压力点：上下双尖牙控根移动特殊设计。当上下颌双尖牙控根移动时，如其牙冠无足够面积安放两个优化附件或预测附件将导致咬合干扰，则改为用一个附件，附加一个颊侧压力点的设计。

3）上下前牙舌侧压力区：G5开发的新特性，有助于产生通过牙齿阻抗中心的压入力，以更好地压低前牙。

4）Bite Ramp：为了打开后牙咬合，提高深覆𬌗治疗的效率，G5增加了类似前牙小平导的精密Bite Ramp设计。

5）精密翼托：设置在上下磨牙双尖牙区颊侧的翼状突起，用于处于生长发育期青少年患者导下颌向前（MA）的矫治器设计。

### 2. ClinCheck审核时附件设计数量和部位的考虑因素

（1）数量设置时的考虑因素。

1）牙周病、牙冠倒凹大、临床冠长的患者如果附件设计过多，则增加摘戴难度。

2）临床冠过短的患者要适当增加附件来增强固位。

（2）附件设置牙位的考虑因素。

1）伸长移动的牙齿应设置附件。

2）压低移动的牙齿的邻牙应设置附件。

3）控根移动较大的牙齿应设置附件。

4）尖牙一般在近牙尖放置3～4mm的垂直矩形附件，或设计优化控根附件。

5）磨牙一般在近咬合面（离咬合面至少1mm）放置3～4mm的水平矩形附件，如矫治器同时需开窗贴附件，则可把附件置于近中、远中开窗。

6）舌侧错位或舌倾严重的牙，一般在其舌面设置水平椭圆形附件。

**3. 各类错𬌗矫治的附件与矫治器特性设计参考**

（1）推磨牙向后。

1）矫治技术结合支抗钉，设计全牙弓整体后移的附件，双尖牙、磨牙上设计垂直矩形附件与成对优化附件。

2）附件既有加强固位的功能，也是实现设定正畸牙移动方式的重要保证，因此当磨牙远移量≥3mm时，建议磨牙上均设计附件。

（2）深覆𬌗病例。

1）伴有深覆𬌗的拔牙病例，为获得满意的深覆𬌗纠正效果，可考虑在下后牙设计传统水平/垂直矩形附件，取代G6附件。

2）矫治技术矫治深覆𬌗病例时，如能合理选择矫治器特性设计，如Bite Ramps，可以更有效地纠正深覆𬌗。

3）安氏Ⅱ类Ⅱ分类（内倾性深覆𬌗）病例，在切牙区设计Power Ridge，使前牙达到正常唇倾度后，前牙压低更有效。

（3）拔牙病例。

1）对满足G6条件的拔牙病例，G6效果肯定，包括支抗控制、前牙转矩和后牙牙轴。严重拥挤的患者，G6也能在较短时间内，完成牙冠的排齐，保持牙根的平行。

2）对于不能满足G6条件的拔牙病例，Power Arm的设计可以获得正畸牙整体移动的效果，即使磨牙的前移量达3mm及以上。

3）低角拔牙深覆𬌗病例，下后牙选择水平矩形附件，可以更有效压低下前牙，避免前牙覆𬌗的进一步加深。

（熊国平）

## （四）青少年隐形矫治邻面去釉（IPR）

### 1. IPR的历史

IPR最早于1944年被Ballard医生用于解决牙齿大小不对称的问题。Bolton认为这是一种用来纠正上下颌牙量不调的最好方法。有关IPR最重要的理论支持是1945年Begg提出的磨耗合理论。他在有关石器时代人类牙列研究的论文中阐明，牙齿的自然生理磨耗非常明显。Begg认为，牙齿的自然生理磨耗有助于防止第三磨牙的阻生和拥挤。1965年，Hudson首次介绍了如何进行IPR，第一个提出精确的牙釉质厚度和安全去釉量，IPR不是简单的磨除釉质，而是需要跟其他创伤性操作一样认真仔细。Sheridan医生1985年首次提出"涡轮机去釉法"。此外，Zachrisson医生第一次强调IPR可以避免出现不美观的邻间隙（所谓"黑三角"），丰富了IPR的适应证。目前，IPR已经成为口腔正畸领域常用的技术手段之一，更是无托槽隐形矫治临床操作的基本功之一。

### 2. IPR的适应证与禁忌证

IPR作为一种有创治疗，其临床使用应该有严格的限制。

（1）IPR的适应证。

1）解除无法用其他方法解除的轻度及中度拥挤，拔牙矫治病例应谨慎应用IPR技术。

2）IPR应避免或减少牙龈三角间隙。

3）Bolton比例不调者可以用IPR。

4）牙齿外形不佳者可用IPR改善牙外形。

5）在充分衡量风险及回报的情况下用于咬合关系的调整（如修复体、死髓牙设计IPR来缩短疗程）。

（2）IPR的禁忌证。

1）牙髓冷热刺激过敏者避免使用IPR，因为IPR可能会加重牙髓过敏症状，严重者造成牙髓炎。

2）矩形牙冠（而不是三角形）不适合IPR。

3）易感龋患者，IPR增加龋坏发病风险。

### 3. IPR的设计

对于确定使用IPR的病例，需要考虑以下几种情况进行设计：

（1）隐形矫治前：在制取硅橡胶模型或者扫描前就进行IPR。

隐形矫治前IPR的优点是可以取得更精确的数字模型，减小误差。因为ClinCheck在模拟IPR时无法与临床操作完全一致，临床操作必然存在误差。

其缺点是需要非常丰富的临床经验，在不参考ClinCheck排牙的情况下明确知道去釉位置及去釉量，这对于一些复杂病例是不可想象的。此外，需要使用保持器来保持IPR后的间隙，确保牙齿在戴用矫治器前不会发生移动。

（2）牙齿发生移动前或移动过程中进行IPR。

这种去釉时机选择的优点是为牙齿移动预先创造好间隙，方便牙齿的移动，有利于矫治方案的充分表达，也不会刺激牙周组织。某些情况下，错位的牙齿会暴露邻接面，使操作变得简单。

缺点是需要比较丰富的临床经验，在参考ClinCheck的情况下就可以判断牙齿排齐后的邻接面，进行准确的操作，并能大致判断去釉量。某些情况下，错位的牙齿会使得IPR无法进行。

（3）牙齿排齐后进行IPR。

优点是能精确判断IPR的位置和去釉的量，可以利用测量尺等工具辅助判断，对临床经验依赖少。

缺点是对于轻度以上拥挤，牙周支持组织往往不支持充分排齐，强行排齐会带来牙龈退缩或者移动无法实现的问题，最终导致治疗失败。

### 4. IPR的量与限度

鉴于IPR是一种有创治疗，去釉量的设计原则是越小越好。Fillion医生曾对于不同牙位安全去釉量给出推荐数值（见表2）：

表2　不同牙位安全去釉量给出推荐数值

| 前牙区IPR可磨除牙釉质的安全量（mm） | | |
| --- | --- | --- |
| | 中切牙 | 侧切牙 | 尖牙 |
| 上颌 | 近中0.3，远中0.3 | 近中0.3，远中0.3 | 近中0.3，远中0.6 |
| 下颌 | 近中0.2，远中0.2 | 近中0.2，远中0.2 | 近中0.2，远中0.3后 |
| 牙区IPR可磨除牙釉质的安全量（mm） | | |
| | 第一前磨牙 | 第二前磨牙 | 第一磨牙 |
| 上颌 | 近中0.6，远中0.6 | 近中0.6，远中0.6 | 近中0.6，远中0.6 |
| 下颌 | 近中0.6，远中0.6 | 近中0.6，远中0.6 | 近中0.6，远中0.6 |

需要指出的是，上述数据是基于每个牙面的去釉量，相邻牙间隙的去釉量理论上为两个牙面的数据相加。目前，ClinCheck IPR的最大设计量是0.5mm，在很多牙位远低于上述标准，这无疑是考虑到最大安全需要，笔者认为是非常合理且必要的。

**5. IPR的牙位选择**

（1）IPR部位应尽量与需要间隙部位接近，这样牙齿移动距离较小，拥挤的解除会更快。

（2）前牙区IPR可以有效防止牙龈三角间隙。

（3）后牙区IPR量较大，可以取得更多的间隙。

（4）一般情况下，邻面龋发病率上颌大于下颌，后牙高于前牙。下前牙区几乎很少出现邻面龋坏。

（5）需要对牙齿大小、形态、Bolton比例及牙弓对称性进行全面考虑。

**6. IPR前的准备**

在有些严重拥挤的情况下，由于相关牙齿邻面相互重叠，实施良好的IPR通常很困难，尤以前牙区明显。在这种情况下，要么在不拥挤的后牙区实施IPR，要么像Tuverson早在1980年提出的那样先实施分牙，然后再行IPR。

分牙后IPR方法：分牙可以当即在诊所进行，也可以让患者回家自行实施。对于严重拥挤的患者，分牙过程可能会重复几次。分牙应从容易实施的牙位（如拥挤较轻）开始。牙齿间这种"分家"使得在其邻面实施IPR更加容易。

在IPR过程中不必制作压膜保持器，在通过IPR获得足够的间隙后再戴压膜保持器保持间隙。

在少数病例，后牙也需要分牙，用常规的O型分牙圈或金属分压簧即可。

对于严重倾斜的牙齿，IPR会比较困难。建议对有关牙齿进行检查分析，并在牙齿上标出准备去釉的区域，使IPR更精确。

**7. IPR的临床操作**

（1）知情同意

IPR是不可逆的有创治疗，在设计时和操作前，都要充分取得患者的理解，必要时签署知情同意书。

（2）IPR工具

推荐用于IPR的器材有很多，单面或双面的砂条，包括不同材料的手用砂条、机用砂条、金刚砂盘或摆式片段沙盘、碳化钻针、金刚砂钻针。以上列出的一些器材，或直接用手操作，或装在有手柄的夹具上以提高操作效率，有些是装在反角手机上使用。

下面是根据我们的研究和经验推荐的一些工具。

后牙区的IPR（当去釉量大于0.5mm时）：用改良的高速涡轮配合碳化钨钢车针最为适合。

前牙区的IPR（当去釉量小于0.3mm时）：用很薄的（0.1mm厚）、有一定弹性的网孔状金刚砂盘，摆式片段砂条转速都可有效地进行前牙区的IPR。

（3）IPR流程。

1）分牙：对于复杂牙位，特别是后牙区，分牙是非常必要的。

2）砂条增隙：没有进行分牙的情况下，一般需要使用片切砂条通过去釉来分开邻接最紧密的区域。

3）高速车针IPR：将碳化钨钢车针呈水平方向置于两邻牙邻接点下方，以高速（大于100 000rpm）向殆方轻柔提拉，不要中断，以保证切割面连续。此操作分别从颊、舌两侧分两次进行。

4）IPR后抛光：IPR后的牙面容易沉积牙菌斑，增加了患龋齿的风险。因此特别强调，去釉后的釉质表面不能比自然的、未经处理的釉质面粗糙，甚至应该更光滑些。因而，IPR后必须经过牙面抛光。

5）氟化处理：推荐"片切后氟膏+复诊时氟化泡沫"进行保护性处理，避免医源性邻面龋。

（4）IPR的临床治疗重点。

1）保持牙齿正常的解剖形态，正常的外展隙、边缘嵴结构与自然的轴角非常重要，良好的IPR后的牙齿应该无法用肉眼观察到去釉的痕迹。

2）对于去釉较多的位置，保留一定的余量，使用少量多次的方式进行，这样可以防止矫治结束后遗留间隙和磨除过多釉质。在每次临床复诊时，医生要用牙线检查移动牙的邻接关系，如果邻接紧密，需要实施微量IPR。

始终需要强调的是，IPR是一种有创治疗，它存在一些难以克服的缺点：氟化程度最高的牙釉质层被切磨，牙龈的轻度损伤难以避免。最后，有时要打消一些患者对IPR的顾虑也要费一番功夫。应用IPR的基本原理：IPR只是重现了现代人类缺乏的自然磨耗的生理过程。

（谢贤聚）

## （五）隐形矫治过程中的龋病预防

无论是固定矫治器还是透明矫治器，矫治器的使用不利于口腔的清洁卫生，容易出现牙菌斑、软垢的滞留，增加了罹患釉质脱矿、龋齿、牙周疾病的风险。固定矫治器的粘接形成了不利于清洁的牙面外形；透明矫治器虽然可自行摘戴，但要求每天佩戴时间不少于20～22小时，矫治器对牙齿的包裹仍在一定程度上影响了牙面自洁。有研究显示，隐形矫治患者治疗后1～3个月的牙菌斑内变异链球菌、牙龈卟啉单胞菌构成比均低于固定矫治组，变异链球菌构成比随时间延长而升高，提示隐形矫治患者仍有患龋风险。因此，隐形矫治期间的龋齿预防应引起口腔医生的足够重视，通过综合预防手段达到防龋的目的。

隐形矫治过程中龋病预防的措施：

### 1. 定期复诊检查

建议龋齿防控复诊周期为3个月，以便医生及时追踪治疗进度，评估患者口腔卫生维护情况和患龋风险，发现牙面白斑、脱矿等早期病变并及时干预治疗。

### 2．氟化物的应用

含氟牙膏作为一种普及的家庭及个人口腔卫生保健措施，具有良好的防龋效果，能够抑制脱矿，在佩戴矫治器期间可合理选用。对于存在患龋风险的患者，建议每三个月给予涂氟治疗，必要时可同时选用其他氟化物，如含氟漱口水、含氟粘接剂等。

### 3．隐形矫治前进行窝沟封闭

牙面深窝沟是食物残渣和菌斑的聚集地，是龋病的好发部位。为了减少矫治期间窝沟龋的发生，建议在佩戴矫治器之前封闭所有具有深窝沟的牙齿，包括前磨牙、磨牙及前牙，并定期复查，从而预防窝沟龋的发生。

### 4．维护口腔卫生

佩戴矫治器期间，坚持有效刷牙和使用牙线有效控制菌斑、预防龋病。通过口腔卫生宣教使患者掌握正确的操作方法具有重要意义。刷牙次数、正确刷牙技巧的掌握、特殊牙刷头的应用（如电动牙刷、牙间隙刷、水牙线作为口腔清洁的补充手段）等，亦能减少牙菌斑形成，提高清洁效率。

### 5．保持透明矫治器清洁

矫治器取下和戴用前后都应清洁，可使用软毛牙刷配合专用清洁剂轻轻刷洗，减少牙菌斑的聚集，从而减少患龋风险。亦有医生建议使用超声震荡器协助清洁透明矫治器。

### 6．改善饮食习惯

佩戴矫治器期间，建议减少高糖、高黏性食物的摄入总量和频率，同时不建议进食含色素较多的食物。饭后半小时内及时有效地清洁牙齿尤为重要。

### 7．医生严格遵守临床操作规范

口腔医生在临床操作时要严格遵守操作规范，防止医源性龋病的产生。粘接附件时，严格控制酸蚀面积，避免唇侧釉质表面过度酸蚀，以防止医源性白斑病变。清除多余的粘接剂，保证矫治器周围光滑等。

（赵玮）

中国青少年隐形矫治

I 青少年隐形矫治 I：基础篇

中国青少年隐形矫治

II 青少年隐形矫治 II：诊断与技术篇

中国青少年隐形矫治

III 青少年隐形矫治 III：临床治疗篇

中国青少年隐形矫治

IV 青少年隐形矫治 IV：技术推广篇

中国青少年隐形矫治

参考文献

中国青少年隐形矫治

V 透明矫治器介绍——以Invisalign（隐适美）系统为例

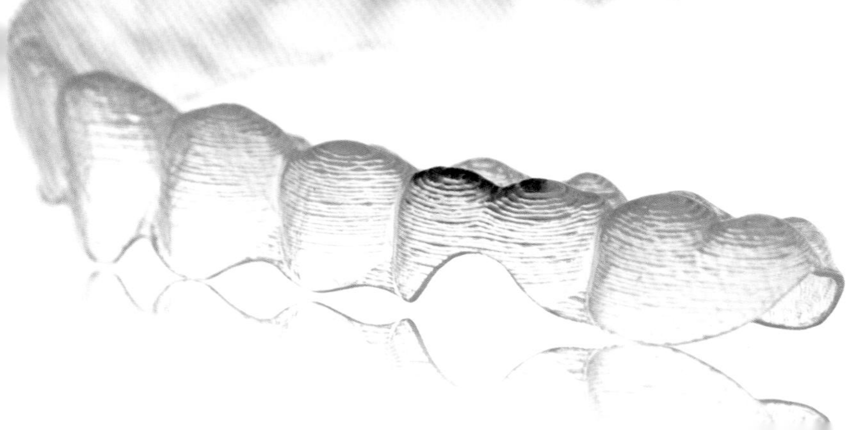

　　错𬌗畸形的矫治目标是实现咬合的美观、功能与稳定。青少年错𬌗矫治与成人不同之处还在于利用生长，选择最适合青少年颅面颌结构的正畸治疗位置，使正畸治疗的结果与青少年生长协调。青少年隐形矫治的治疗目的也是一样，治疗不能超出患者的生长范围及能力，维护治疗的稳定性。

# 一、青少年错𬌗畸形的隐形矫治临床治疗

## （一）基于牙弓发育异常的青少年隐形矫治

### 1. 牙弓宽度发育不足的诊断

　　牙弓宽度发育不足的临床表现为尖牙间、双尖牙间或磨牙间宽度不足，腭盖高拱，磨牙及双尖牙直立（或后牙反𬌗），牙列拥挤。临床有Pont指数及Howes分析法分析牙弓宽度与切牙牙冠宽度相关性以及基骨宽度与拥挤关系。牙弓扩宽能提供牙周周长，解除拥挤。尖牙间牙弓扩大对牙列拥挤解除最有效，上颌扩弓比下颌扩弓更容易。

### 2. 扩弓的时机

　　扩弓分牙性牙弓扩大和骨性牙弓扩大。真性的牙弓扩大是骨性牙弓扩大，牙性牙弓扩大是牙齿颊倾代偿，临床存在矫治疗效不稳定的问题，应慎重。

　　骨性牙弓扩大是指腭中缝打开，上颌骨性宽度增加。由于腭中缝完全闭合在10~13岁完成（存在个体差异），故骨性扩弓应在10~13岁前完成。

　　从牙弓、牙槽骨弓的生长发育角度看，去除牙弓宽度发育不足的环境因素（呼吸道障碍、不良口呼吸习惯、吮颊等）的同时辅以扩弓矫治，能促进与恢复牙弓宽度的生长，达到牙弓宽度骨性扩大的最好效果。

　　骨性扩弓的疗效判断是磨牙在牙槽骨中相对位置不变，无颊向倾斜。从磨牙相对牙槽骨相对关系不变的角度看，扩弓效应若是竖直了牙槽骨应也可视为骨性扩弓。

### 3. 扩弓的方法

　　以支抗分类，正畸矫治扩弓方法有牙支抗扩弓、牙及牙槽骨支抗扩弓、骨支抗扩弓。常规正畸固定矫治或隐形矫治扩弓牙效应大于骨效应。活动矫治器是牙及牙槽骨为支抗，骨性效应大于牙性效应。以种植钉骨支抗的扩弓能得到更多的骨效应。临床研究发现，快速扩弓与慢速扩弓得到的骨效应没有差别。

　　青少年隐形矫治若以骨性扩弓为目的，临床应先用基托活动式矫治器或种植钉为支抗的扩弓矫治器扩弓，Ⅱ期再用隐形矫治扩弓及常规矫治。

　　青少年早期隐形骨性扩弓矫治是隐形矫治在青少年错𬌗阻断与综合矫治中应用的目标。

### 4. 扩弓的限度

　　由于扩弓以上颌为主，这里提出扩弓的限度，以上颌扩弓为例。

　　患儿在生长发育期，去除牙弓宽度发育不足的环境因素（呼吸道障碍、不良口呼吸习惯、吮颊

等）辅以扩弓矫治，一般能得到尖牙间、双尖牙间宽度增加6+mm。

利用透明矫治器扩弓，建议设计单侧扩弓2~4±mm。为尽量避免牙代偿性扩弓，扩弓时设计适当的后牙负转矩或添加后牙舌侧附件是必要的。

牙代偿扩弓可以解除拥挤，但应注意后牙不应过度颊倾，并且要避免过度后牙颊倾后牙牙槽骨裂。

（李小兵）

## （二）骨性畸形的青少年隐形功能矫治

### 1. 骨性Ⅱ类错𬌗畸形的矫形治疗

（1）骨性Ⅱ类错𬌗畸形患者的骨性机制。

骨性Ⅱ类关系是指上下颌骨矢状向的不调，下颌骨相对于上颌骨处于后缩位置，面部侧貌面中分突出、面下1/3后退。骨性Ⅱ类错𬌗畸形按机制不同分下颌后缩或上颌前突，或二者兼而有之。目前在骨性Ⅱ类错𬌗畸形患者的骨性机制方面主要有两种观点：①上颌与颅底紧密相连，其发育受颅底的影响相对稳定，故Ⅱ类关系多由下颌后缩引起；②Ⅱ类关系是由上下颌骨以多种组合方式共同参与形成，可表现为下颌后缩而上颌正常、下颌正常而上颌前突或下颌后缩兼有上颌前突。

下颌位置后缩应与下颌发育不足相区别：下颌位置后缩是由于下颌由于颞下颌关节、上下咬合障碍、口周肌肉功能、面部生长型造成的下颌相对上颌的位置后退，下颌骨大小未见明显不足。下颌发育不足则是骨性的发育异常，可以因先天性缺少牙，下牙弓前段缩短，先天或遗传性下颌骨体、下颌升支、下颌髁突发育不足，下颌颏部发育不足等原因造成。表现为下颌骨的大小异常。下颌后缩的骨性Ⅱ类错𬌗畸形若诊断不清，常可与上颌前突骨性Ⅱ类错𬌗畸形相混淆，临床治疗时需特别注意。

骨性Ⅱ类错𬌗畸形的矫治需依据患者的年龄采用不同的方法。处于生长发育期的患者可行矫形治疗、正畸综合掩饰性治疗。严重的骨性Ⅱ类错合畸形应在成年时行正畸–正颌联合治疗。

（2）骨性Ⅱ类下颌后缩患者的临床特征。

1）骨性Ⅱ类下颌后缩的临床机制：①功能性下颌后缩，因功能性因素，如上切牙内倾、错位，口周异常肌功能牵拉，上牙弓狭窄和咬下唇等不良习惯所致的下颌位置后移；②骨性下颌后缩，由下颌骨体升支过短、发育不足造成。

2）骨性Ⅱ类下颌后缩的临床表现如下：上颌位置基本正常，前牙深覆𬌗深覆盖，上前牙位置基本正常，磨牙为远中关系，面部下1/3高度不足，颏发育不足或位置后缩等。

3）功能矫治前导下颌的时机：青春快速生长前期或青春快速生长期，年龄9~11岁。为了刺激下颌的生长，纠正下颌后缩，骨性Ⅱ类错𬌗畸形应早期矫治。骨性Ⅱ类错𬌗畸形的患者下颌长度增长较慢，与骨性Ⅰ类关系相比缺乏正常的差异性生长，必须矫形改变下颌位置后缩。Ⅱ类功能矫治利用上下颌骨差异性生长，矫正口腔不良习惯，去除咬合干扰，前伸下颌，刺激髁突及颞下颌关节增生改建，并且改变附着在颌骨上肌肉的紧张度，能达到矫治骨性Ⅱ类错𬌗畸形的目的，是临床有效的矫治方案。

4）骨性下颌后缩的诊断：主要通过面型分析、X线头影测量分析检查上下颌骨关系。功能检查比较正中𬌗位与姿势位的面型差异，检查有无咬合功能障碍引起的下颌位置后缩。

临床表现：

a.前牙深覆盖常伴有深覆𬌗深覆盖，上颌位置正常，下颌颏部后缩。

b.X线头影测量显示SNB角和面角小于正常范围。ANB角大于正常，SNA角正常。

c.上下牙弓形态和大小不协调，咬合障碍，上下紧咬牙时，下颌后退。

d.突面型，颏唇沟深。

5）骨性Ⅱ类下颌后缩的矫治策略：上颌突度正常、下颌后缩应抓住生长发育时机，早期治疗，刺激下颌向前生长是其治疗成功的关键。矫治策略是使用功能矫治器使下颌向前。而对于生长发育期已结束的患者，多用牙齿代偿的方式来掩饰下颌后缩的骨性不调。

（谭家莉）

### 2. 骨性下颌位置后缩、轻中度下颌发育不足的Ⅱ类错𬌗下颌前导（MA）矫治

正畸综合矫治对于骨性Ⅱ类下颌后缩的矫治较骨性Ⅱ类上颌前突错𬌗的矫治疗效更好。临床利用下颌差异性生长、髁突生长等因素，可选择非拔牙矫治的方法治疗轻中度骨性Ⅱ类错𬌗畸形。导下颌向前及Ⅱ类弹性牵引，对轻中度骨性Ⅱ类错𬌗畸形采用非拔牙的方法能得到满意的隐形矫治疗效。

（1）骨性Ⅱ类错𬌗畸形MA适应证。

适应证：骨性下颌位置后缩、轻中度下颌发育不足的骨性Ⅱ类错合畸形。此类骨性Ⅱ类错𬌗畸形的特点是前伸下颌到正常覆𬌗覆盖能改善患者前突面型。

MA前伸下颌的目的：①调整下颌后缩位到正常位置；②刺激下颌（特别是髁状突）生长，弥补轻中度下颌发育不足；③排齐排圆上下牙弓，去除由于上下牙弓形态不调造成的功能性下颌后缩，恢复正常下颌差异性生长。

（2）MA临床。

1）开始时间：混合牙列（一年内）/恒牙列初期，第二磨牙磨牙萌出前。

2）轻中度功能性、骨性Ⅱ类错𬌗畸形，下颌后缩，前牙深覆𬌗覆盖。

3）前伸下颌，同时排平排齐。

4）分步/一步前导：分步咬合压力小，不易脱出（覆盖过大加Ⅱ类牵引）。

5）2mm/8副，26副。

6）1副/7天。

7）MA间段分：Pre-MA、MA、Transition、Phase Ⅱ。

8）IPR、Attachments暂停。

9）ClinCheck前牙轻度开𬌗（后牙不明显）。

10）前牙垂直向控制：好，未见明显咬合旋转。

11）MA：ANB减小，FMA不变。

12）Phase Ⅱ，50％不需Ⅱ类牵引。

13）治疗时间：11～12个月。

（3）MA临床治疗要点。

1）MA矫治前应做头影测量分析，特别注意颞下颌关节功能检查及X片形态检查。

2）轻中度深覆盖（深覆盖<8mm），当深覆盖>5mm时建议分步前导。

3）深覆𬌗矫治：前牙压低2mm，同时建议伸长后牙（为增加后牙固位，可在后牙牙冠舌侧添加附件，或改变后牙形态，加大冠1/3凸度增加固位）。

4）建议每副戴用7天，以免侧翼发生明显变形。

5）由于导下颌向前矫治器可以在下颌前导的同时进行牙弓三维方向上的控制，若需扩弓调整牙弓形态，应注意控制后牙转矩，避免后牙颊倾，腭尖下垂。

6）矫治疗效判断及保持：MA结束时应上下牙弓形态协调，前牙覆𬌗覆盖基本正常，面型改善。

7）治疗时间及保持：建议功能矫治8～10个月，Transitional 2个月。

8）恒牙列期，Ⅰ期MA后，转入Ⅱ期精细调整。等待Ⅱ期综合矫治时，Transitional Aligner维持下颌前伸。

9）MA功能前伸下颌时会有下前牙前倾，可在MA开始前下前牙负转矩保持下前牙直立。若在MA矫治后出现下前牙前倾，Ⅱ期综合矫治时应下前牙负转矩矫正下前牙前倾。

10）MA开始时间是混合牙列期或恒牙列初期，第二磨牙尚未萌出。当MA中第二磨牙萌出后，由于透明矫治器后𬌗垫的作用，第二磨牙伸长，形成前段牙弓咬合不紧或后牙开𬌗的情况，Ⅱ期矫治可压低第二磨牙，平整牙弓，纠正咬合不紧及后牙开𬌗。

（李小兵　谭家莉）

（4）MA复诊检查要点

1）患者佩戴牙套时，应确认下颌处于前导位置，必要时可在夜间戴用"上3下3"的颌间牵引，以确保患者在睡觉时，下颌在牙套的帮助下，也处于前伸位。

2）检查牙套的精密翼托有无变形，确保下颌每一分步设计的前导量的实现。

3）MA翼托变形卡抱异常的处理：注意pre-MA间段纠正磨牙近中旋转，若MA合并后牙扩弓，需控制由后牙颊倾造成的MA翼托的颊侧移位。

4）检查每一分步时，尖牙磨牙关系与动画模拟位置是否相符。

5）监控覆𬌗覆盖的变化，确定下颌Spee曲线被整平，前牙覆𬌗减小。Spee曲线未被整平，容易造成前牙早接触，后牙开𬌗。

（熊国平）

（5）MA疗效评价。

1）MA的疗效用投影测量重叠分析，特别强调颞下颌关节功能检查及X片形态检查。

2）MA的疗效：前导下颌，刺激下颌差异性生长；面型改善；咬合打开。

3）MA治疗过程中，若出现颞下颌关节症状，应停止MA治疗。

（李小兵）

## （三）青少年隐形拔牙矫治的基本原则

### 1. 青少年隐形拔牙矫治的必要性及适应证

拔牙矫治的适应证有其一般原则。由于青少年具备较大的生长潜力，因此，功能训练、矫形治疗、牙槽塑形、咬合诱导等治疗手段应首先考虑。在能实现健康、功能、美观协调的治疗目标的情况下，应尽可能避免拔牙矫治，尤其应该避免进行拔牙掩饰性治疗。

正畸拔牙矫治的理论认为拔牙矫治的必要性包括：

（1）牙量和基骨的大小很大程度上决定于遗传因素，牙弓形态和大小还受基骨大小和口腔肌肉功能所制约，因而扩大牙弓将受到限制。如果颌骨不足以容纳全部牙齿而造成显著拥挤，则拔牙是必要的。

（2）青少年牙列后部骨量生长具有不确定性，同时磨牙具有近中倾斜移位的趋势，推磨牙向后的矫治设计在青少年存在一定的局限性和风险。

（3）此外，IPR用于青少年临床存在一定的风险和顾忌，IPR增加正畸矫治后继发性龋坏的风险。因而，对于某些边缘病例，青少年拔牙矫治相对于成人可能性略大。

临床拔牙矫治的选择，取决于患者及家长对治疗标准的要求，以及医生的设计理念和临床偏好。

（4）青少年隐形拔牙矫治的适应证。

1）中重度牙列拥挤。

2）中重度牙性前突。

3）中重度牙弓狭窄，扩弓无法提供足够牙排列间隙。

4）双颌前突。

5）突面型，要求改变面型的患者。

6）轻中度Ⅲ类错𬌗伴中重度牙列拥挤。

7）先天缺牙，上下牙列牙量不调。

8）牙萌出异常：异位萌出牙、阻生牙、错位牙。

### 2. 拔牙矫治的基本原则

（1）尽量少拔牙，尽量拔除不宜保留的牙。

（2）拔牙后不至于对功能产生不利的影响。

（3）拔牙后能增进美观或不妨碍美观。

（4）能缩短疗程或简化矫治程序。

**3．青少年隐形拔牙矫治的难度判断**

隐形拔牙矫治的难点主要体现在：①支抗管理；②前牙覆𬌗控制；③矫治中的控根（包括前牙根舌向转矩和后牙近远中的控根）。

青少年患者由于生长改建比成人活跃，其牙移动的最适矫治力值较成人拔牙矫治低，其牙齿移动和支抗管理都较成人容易实现。

青少年隐形矫治中相对简单的拔牙矫治：

（1）严重拥挤的病例。

严重拥挤的病例排齐阶段更多依靠交互支抗作用，前牙转矩控制及后牙控根量小，临床容易实现矫治目标。

（2）前牙唇倾明显的拔牙病例。

其前牙内收时允许牙冠倾斜移动，同时倾斜移动对支抗要求低，因而临床容易实现。

（3）浅覆𬌗或开𬌗的拔牙病例。

其内收前牙时允许一定的临床牙冠升长，对垂直向支抗要求低，因而临床容易实现。

**4．青少年隐形拔牙矫治的矫治目标**

（1）满足患者的美观要求，协调面部型。

（2）矫治达到牙齿间良好的邻间和𬌗间关系，有利于口腔功能和疗效的稳定。

（3）尽可能在生理性代偿范围内满足软硬组织平衡的要求，以利于口腔健康、功能平衡和疗效稳定。

**5．青少年隐形拔牙矫治的实施路径**

（1）隐形矫治应该充分利用数字化技术结合临床诊断分析确立上述治疗目标，首先在设计软件上确定每个牙齿的矫治后三维目标位置。

（2）医生应该根据个体的错𬌗类型、机制，患者的生理特点和临床监控处理措施设计必要的过矫治或咬合跳跃。

（3）医生应该根据个体的错𬌗类型、机制，患者的生理特点和临床监控处理措施设计有利于支抗控制和力矩平衡的牙齿移动步骤。

（4）医生应该根据个体的错𬌗类型、机制，患者的生理特点和临床监控处理措施设计有利于支抗控制和力矩平衡的附件系统。

（5）医生应了解患者生理性差异以及配合程度的不同对矫治方案的可行性的影响，临床过程中有目的地监控并及时实施预设计的临床措施，对于意外的脱轨和脱位能进行有效的监控和及时处理。

（6）医生应根据矫治器性能和错𬌗程度做好疗程设计和管理。

（舒广）

## （四）青少年拥挤病例的拔牙矫治

### 1. 牙列拥挤的概念

　　牙列拥挤是错𬌗畸形中最常见的一种类型，是指牙齿在牙弓（或颌弓）上位置或间隙不足，不能排列成一规则平滑、对称协调的弧形，而彼此重叠错位的现象。前牙拥挤比后牙拥挤更常见。牙列拥挤可单独存在，也可伴随其他错𬌗畸形，前者被称为单纯拥挤，后者被称为复杂拥挤。单纯拥挤是指由牙体过大、替牙障碍、乳牙早失、后牙前移等原因引起的牙量大于骨量所致的拥挤，一般无颌面结构异常，面型基本正常，一般不伴有颌骨和牙弓间关系不调，也少有口颌系统功能异常，称为牙性畸形。复杂拥挤指牙列拥挤合并牙弓、颌骨的发育不平衡，唇、舌功能异常或咬合功能失调，并影响到患者的容貌美观。

　　临床上单纯拥挤常见，本节拥挤的拔牙矫治以牙性拥挤为重点介绍。

### 2. 牙列拥挤的病因

　　牙列拥挤的病理机制是牙量和骨量不调，即牙量（牙齿宽度总和）相对大，而骨量（牙槽弓总长度）相对小。牙量和骨量不调受进化、遗传、环境等多种因素影响。

### 3. 牙列拥挤的诊断

　　（1）模型分析。

　　恒牙近远中径（牙量）大于第一磨牙前牙槽骨的骨量，牙齿排列不齐、扭转或部分重叠或完全重叠。

　　（2）拥挤程度分级。

　　轻度（Ⅰ度）：牙弓拥挤在2～4mm之间。

　　中度（Ⅱ度）：牙弓拥挤在5～8mm之间。

　　重度（Ⅲ度）：牙弓拥挤超过8mm。

### 4. 牙列拥挤的临床表现

　　（1）面型。

　　单纯拥挤的患者面形所受影响不大，面部凸度及高度基本正常。复杂拥挤的患者由于伴有颌骨、牙弓间关系不调，面形发生改变。拥挤伴前牙前突的患者可出现上唇外形不规则、唇部外突、口唇闭合困难、开唇露齿、颏肌紧张等异常，影响面部美观。上下颌均发育不足者常伴上下颌牙均拥挤，上颌发育不足者面中份变平。

　　（2）咬合检查。

　　牙齿宽度正常或过大，牙齿排列呈各种方向错位，牙弓弧形不规则，左右可能不对称。单侧拥挤时，中线常偏拥挤侧。个别前牙拥挤可能表现为单个或多个前牙反𬌗、对刃𬌗、开𬌗、深覆盖、深覆𬌗。上下牙列拥挤度相差不大时，磨牙一般为中性𬌗，否则表现为轻近中或轻远中𬌗，以及Ⅱ类、Ⅲ类亚类。后牙拥挤错位可能出现单个或多个后牙反𬌗、对刃𬌗、锁𬌗或开𬌗等。

（3）牙列拥挤对口腔健康的影响。

由于牙齿拥挤错位不易清洁，软垢沉积，造成患者龋病及牙龈牙周炎的风险增加。常见拥挤牙邻面龋坏以及局部牙龈红肿、出血、牙结石等。严重错位的牙齿有时会刺激唇、颊、舌黏膜引起不适甚至溃疡。

### 5．牙列拥挤的矫治原则与方法

（1）牙列拥挤的矫治原则。

1）增加骨量：扩展牙弓的长度和宽度。

2）减少牙量：牙齿减径或减数。

（2）牙列拥挤的矫治方法。

1）牙弓长度扩展：推磨牙向远中，切牙唇向移动。

2）牙弓宽度扩展：牙齿大小减径（邻面去釉），牙齿减数（拔牙矫治）。

拔牙矫治是通过减少牙数达到牙量与骨量相协调的目的，其生理学基础包括人类进化过程中咀嚼器官的不平衡退化理论及Begg恒牙生理性磨耗合理论。然而拔牙影响邻近牙周组织，且牙齿重新排列可能会破坏原有的牙齿邻接关系和原本稳定的咬合关系，造成食物嵌塞、颌位改变等不良影响。对于拔牙矫治需采取慎重态度，综合考虑多方面因素并尊重患者及家长意见。

拥挤拔牙矫治适应证：适用于重度牙列拥挤及侧貌较突的病例。临界病例尽量不拔牙，而采用牙弓扩展或邻面去釉的方法，如不能确定是否拔牙，可非拔牙保守治疗3～6个月后，取模照片重新评估。

拥挤拔牙矫治的禁忌证：患者自我感觉侧貌不突者，直面型、牙列轻度拥挤者。

设计拔牙方案时应首先分析下牙弓，设定下切牙的目标位置后，综合考虑以下因素确定拔牙方案。

a.下牙列拥挤度：拥挤度越大，越倾向于选择拔牙。轻度拥挤者一般采取不拔牙矫治，重度拥挤者一般采取拔牙矫治，中度拥挤者评估患者主诉、软组织形态等因素尽可能选择不拔牙矫治。

b.下切牙唇倾度：以下切牙直立于基骨中作为目标位置，切牙切缘每向舌侧移动1mm，需要2mm的牙弓间隙。下切牙越唇倾，拔牙的可能性越大，但低角型患者可以适当放宽不拔牙标准。

c.Spee曲线曲度：整平陡峭的Spee曲线需要牙弓间隙。每整平1mm的Spee曲线，需要1mm的间隙。

d.上下颌骨垂直向及矢状向位置：当上下颌骨垂直向及矢状向关系不协调时，可通过拔牙提供的间隙调整上下牙弓位置，调整上下颌骨矢状向不调。

确定下切牙的目标位置后，再确定上切牙的目标位置，同样参考上牙列拥挤度、上切牙唇倾度决定是否拔牙。

### 6．隐形矫治拥挤拔牙矫治𬌗治疗移动程序

（1）第一阶段（STAGE 1）。

1）协调上下牙弓宽度：矫正磨牙反𬌗或锁𬌗。

2）打开前牙咬合，后牙咬合稳定，达到浅覆𬌗状态。

3）明确下前牙位置，建立尖牙、磨牙过矫治关系。

（2）第二阶段（STAGE 2）：关闭剩余间隙。

（3）第三阶段（STAGE 3）：目标位置及过矫治位置预估，完成良好的尖窝咬合关系。

**7. 隐形矫治拔牙病例的矫治要点**

（1）ClinCheck方案设计时上下前牙转矩控制。

根据前牙唇倾度及所需前牙内收的距离，ClinCheck设计时预加转矩，一般预加10°到15°的冠唇向正转矩，防止内收过程中覆𬌗加深以及前牙牙根唇倾触及骨皮质造成牙根吸收或骨穿孔等不良后果。

（2）ClinCheck设计及临床治疗中的磨牙控制。

需预防和纠正磨牙近中倾斜及近中移动中的近中倾斜，避免导致医源性后牙开𬌗。

磨牙控制的方法包括：

1）ClinCheck设计上，在磨牙牙冠上添加长矩形水平附件。

2）采取分步法前移后牙。

3）关闭间隙时，配合使用Ⅱ类颌间牵引，加强前牙交互支抗。

4）使用Power Arm牵引关闭拔牙间隙，矫治力通过阻力中心，整体移动后牙。

5）必要时使用片段弓，间段性局部固定矫治竖直磨牙。

（3）隐形矫治拔牙病例前牙支抗控制。

1）为避免后牙支抗丢失，可分步移动前牙，增强后牙交互支抗。

2）选用G6系统，特殊设计加强支抗的优化附件，可增加后牙支抗。对于上颌或下颌单侧或双侧第一前磨牙拔除，需获得强支抗（不超过2mm的后牙牙冠近中移动）的病例，可采用G6系统特殊设计加强支抗的优化附件。

（4）G6后牙增强支抗系统特征如下。

1）尖牙上设计Smart Force优化内收附件和Smart Stage设计的矫治器预支抗以实现内收。Smart Stage默认尖牙远中移动1/3后再开始整体移动内收切牙。

2）第二前磨牙、第一和/或第二磨牙上的Smart Force优化支抗附件，和按Smart Stage技术设计的矫治器预支抗可以获得后牙强支抗。在短于正常的临床冠上，附件形状和位置与正常牙冠的形状和位置不同。

3）上切牙会通过压力嵴设置前牙转矩过矫正来控制前牙转矩，但在临床设计中可根据具体情况进一步加大前牙转矩。

4）G6系统用于下颌拔牙矫治时，因为下颌存在Spee曲线，常会出现"过山车"效应，即后牙近中倾斜，前牙覆𬌗加深。因此，下颌使用G6系统时，建议先整平Spee曲线，再关闭间隙。

（5）上下颌后牙种植支抗能提供骨性最大支抗，控制后牙移动。

隐形矫治用于拔牙病例有一定难度，需要医师具有丰富的临床经验，对全局有很好的掌控能力，在设计ClinCheck方案时能预测牙齿移动过程中可能出现的问题并做出预防措施，在复诊监控时能及时发现问题并采取补救措施。

（麦理想）

## （五）青少年磨牙远中移动的隐形矫治

### 1. 磨牙远中移动解除牙列拥挤的适应证

磨牙远中移动是牙列拥挤除拔牙邻面片磨外获得间隙解除拥挤的有效方法。主要应用范围是轻中度牙列拥挤，伴随直面型或轻微凸面型的侧貌，也可以用来纠正后牙的颌间关系不协调和前牙深覆盖或反𬌗。对于严重的牙列拥挤以及重度凸面型不建议单独使用。

### 2. 影响磨牙远中移动的主要因素

影响磨牙远中移动的主要因素有磨牙后区的骨量、上颌窦底的位置、第三磨牙的毗邻关系、磨牙的倾斜角度、临床冠的长度。

（1）磨牙后区的骨量是磨牙远中移动限度的决定因素，磨牙后区骨量不足造成临床磨牙远中移动失败。青少年磨牙后区有生长潜力，其具体的生长量，与个体及矫治开始时间相关。青少年患者推磨牙向远中时，需要考虑其生长潜力，磨牙后区的生长有利于磨牙远中移动的稳定。

（2）过低的上颌窦底可能会影响磨牙或前磨牙的远中移动，上颌双尖牙、磨牙牙根与上颌窦关系，需要配合CT辅助诊断。当磨牙牙根伸入上颌窦时，上颌窦骨壁卡抱磨牙牙根，造成远中移动困难，甚至失败。

（3）一般来说，第三磨牙的存在可能会妨碍磨牙远中移动，如果条件允许，一般建议先拔除第三磨牙，再开始磨牙远中移动的矫治。如果第三磨牙尤其是上颌磨牙位置较高，紧邻上颌窦，也可以先不予拔除。

（4）直立或近中倾斜的磨牙对磨牙远移较有利，矫正前已经牙冠远中倾斜的磨牙移动较为困难。

（5）短小的临床冠不利于磨牙远中移动，建议配合传统附件增强固位。

### 3. 磨牙远中移动的支抗设计

磨牙远中移动的支抗设计分为颌内支抗、颌间支抗和种植体支抗。

（1）颌内支抗主要应用于磨牙远中移动量少，允许少量前牙唇倾以及前牙区牙周状况良好，无牙龈退缩的病例。

（2）颌间支抗主要应用于单颌磨牙远中移动，磨牙移动量适中，支抗牙牙周状况良好，患者可以配合使用颌间牵引的病例。颌间支抗可能会影响垂直高度，高下颌平面角的患者慎用。有下颌关节病的患者也要考虑长期颌间牵引可能对关节病发展带来的影响。

（3）种植体支抗应用于双颌远中移动磨牙以及单颌磨牙移动距离较大的病例。对前牙牙周情况较差、高下颌平面角、磨牙远中移动同时需压低的患者尤为适合。青少年种植体支抗的植入并非禁忌，临床观察青少年种植体支抗脱落率相比成人患者似乎稍高。

### 4. 青少年隐形矫治磨牙远中移动模式设计

青少年隐形矫治磨牙远中移动模式设计可分为三类：

（1）第一磨牙与第二磨牙同时移动，磨牙移动到位后同时移动第一和第二前磨牙，最终同时移动6颗前牙。

（2）首先移动第二磨牙，第二磨牙移动一半距离后开始移动第一磨牙，第二磨牙远中移动完成后开始移动第二前磨牙，以此类推，每次远中移动不超过两颗后牙，最终6颗前牙同时移动。

（3）首先移动第二磨牙，待第二磨牙远移结束后开始移动第一磨牙，第一磨牙远中移动完成后同时移动第一和第二前磨牙，最终同时移动尖牙和切牙。

以上三种主要移动模式都可以取得良好的矫治效果，只是治疗时间与支抗设计略有不同。

（宋杨）

### 5. 磨牙远中移动第三磨牙拔除考虑

在无托槽隐形矫治非拔牙设计中，拥挤推磨牙向远中移动提供牙列间隙是隐形矫治的常用方法。拔除第三磨牙推磨牙向远中的矫治设计，可以解除远中移动磨牙的阻力，并提供后段牙弓的间隙。

研究显示，女性13岁、男性14岁左右，第三磨牙牙胚发生率趋于稳定。正畸医生会根据矫治设计的要求，合理选择拔牙的时机，而第三磨牙是否有条件成功拔除常需要口腔外科医生的判断和实施。第三磨牙拔除的临床判断是将全景片和CBCT诊断结合，来评估第三磨牙拔除的相关手术风险，并采取合理的预防措施。

（1）下颌第三磨牙拔除的并发症及拔除的时机。

下颌阻生第三磨牙是与下颌神经管距离最近的牙齿，下颌管里有下牙槽神经和下牙槽动、静脉，在拔除过程中可能损伤下牙槽神经，受损发生率为0.4%~22%。有研究建议，下颌第三磨牙拔牙最佳时机为14~20岁。若患者在20岁内，因牙根尚未形成，根较短小，拔除时牙根的阻力较小，且根尖孔软，不会损伤神经，可避免出现下唇麻木的并发症。而20岁以后牙根已逐渐形成，会压迫下牙槽神经，拔除后则易造成神经的损伤。

下颌第三磨牙拔除时，当埋伏较深时，CBCT影像结合三维重建能更精确地评估下颌阻生齿的牙根数量、位置及其与下颌管的相关关系，从而减少拔除后可能造成的下牙槽神经损伤等并发症。此外，下颌第二恒磨牙的发育程度及相邻位置，也需要密切关注，以减少拔牙过程中邻牙损伤的可能。

青少年隐形矫治推磨牙向远中，下颌第三磨牙发育尚未完成，临床牙根未形成，一般认为早期拔除未发育完成的下颌第三磨牙不易造成对下齿槽神经管的破坏，拔牙后并发症少。

（2）上颌第三磨牙拔除的诊断与预后判断。

上颌第三磨牙位于上颌牙列最后端，牙胚发育以及牙的萌出时间最晚，其周边局部空间常不足，易发生错位萌出、阻生或龋坏。由于以上原因及正畸的需要，上颌第三磨牙建议尽早预防性拔除。因上颌第三磨牙远中骨质薄弱，其比下颌第三磨牙较易拔除。

上颌结节骨折为较为常见的拔牙并发症，文献报道发生率为0.08％~1.9％。上颌结节厚度小，结构薄弱，是上颌结节骨折的主要原因，严重的上颌结节骨折可能引起剧烈的疼痛、牙齿移位、大量失血等并发症。临床可见部分患者的上颌第三磨牙远中或高位阻生，牙根方向指向上颌窦远中底部，若上颌窦位置较低，窦底与上颌磨牙根尖之间隔以较薄的骨板或无骨质而仅覆以黏膜，罕见发生拔牙后上颌窦穿孔及牙齿进入上颌窦的病例。因此，临床上在拔除上颌第三磨牙时，应术前拍摄X光片，明确上颌第三磨牙与上颌窦的关系。

此外有医生担心拔除上颌第三磨牙后上颌结节会发生吸收而消失。已有研究明确了上颌第三磨牙拔除后，上颌结节不会发生明显吸收，在制订矫治计划时，就不必担心设计拔除上颌第三磨牙后上颌结节的骨量不足而影响牙弓无法后移至设计后界的问题。

（赵玮）

## （六）青少年前牙深覆𬌗深覆盖的隐形矫治

前牙覆𬌗覆盖是指上颌前牙切缘与下颌前牙切缘的矢状向及垂直向相互关系。正常的前牙覆𬌗是上前牙覆盖下前牙切1/3，下前牙切缘咬在上颌切牙腭侧舌隆突前。正常的前牙覆盖为上颌前牙舌侧覆盖下前牙唇面2~3mm。深覆𬌗表现为下颌前牙咬在上颌前牙舌侧舌隆突腭侧，上前牙切缘覆盖下前牙超过切1/3。前牙深覆盖时，上前牙切缘距下前牙唇面超过3mm。前牙深覆𬌗覆盖是临床常见错𬌗表现，磨牙多为Ⅱ类关系。不当的正畸治疗可能导致覆𬌗加深，覆盖加大。正畸Ⅱ类错𬌗矫治时，应同时注意控制覆𬌗和覆盖的矫治。

### 1. 青少年深覆𬌗的矫治要点

深覆𬌗是垂直相对错𬌗畸形，青少年错𬌗治疗中，纠正深覆𬌗对错𬌗的矫治十分重要。深覆𬌗的矫治可以改善咬合功能，如下颌侧方和前后向移动障碍。

深覆𬌗形成的机制：①上下切牙萌出过度可导致深覆𬌗，常见于安氏Ⅱ类1分类患者；②上下后牙萌出不足；③骨性聚合生长型患者，上颌顺时针旋转，下颌逆时针旋转。

严重的下前牙萌出过度的安氏Ⅱ类患者，下切牙可萌出至腭黏膜，形成黏膜创伤，并形成深的下颌Spee曲线。矫治下前牙过度伸长的前牙深覆𬌗，需要压低过度萌出的下切牙以整平Spee曲线。

若上颌及上牙槽高度发育过度，上前牙腭倾形成深覆𬌗，同时可合并存在下前牙舌倾、伸长，常见于安氏Ⅱ类2分类患者。

### 2. 前牙深覆𬌗矫治要点

前牙深覆𬌗的矫治，需要根据不同的深覆𬌗形成机制区别对待：

（1）下切牙萌出过度导致深覆𬌗，矫治关键是压低下前牙，升高前磨牙，整平下颌Spee曲线。

（2）上颌骨及牙槽高度发育过度导致前牙深覆𬌗，矫治关键是上前牙压入，并直立上前牙，改善前牙转矩。上前牙唇移有助于打开咬合，减小覆盖，但唇移上前牙增加覆盖。利用上前牙唇倾打开咬合，需注意控制上前牙唇移的量，防止覆盖增大。特别是有骨性前突表现时，前倾上前牙使骨性前突更明显。

**3. 青少年隐形矫治前牙深覆𬌗的设计及临床治疗要点**

（1）透明矫治器能够压低切牙特别是下切牙。下颌前磨牙固位附件、下前牙垂直向压入及上颌前牙或尖牙腭Bite ramps是整平下颌𬌗曲线的关键。应尽可能垂直向压入下前牙，控制下前牙转矩。无论是下前牙冠唇倾、牙根舌倾，还是下前牙牙冠舌倾、牙根唇倾，均能影响下前牙的压入效果。

（2）G5矫治器的临床矫治特性。

1）下前牙舌侧压力区可以调整下前牙压入方向，更有效安全地压入下前牙。

2）下颌前磨牙优化附件形成充分的固位及伸长力，和下前牙压入力协同整平下颌Spee曲线。

3）矫治器上颌腭Bite ramps可以帮助后牙脱离咬合，有助于整平下颌Spee曲线。

（潘晓岗）

（3）青少年隐形矫治打开咬合的临床矫治步骤设计。

过大的下前牙过度萌出需要分次压入，如先压2个下尖牙，再压4个下切牙，注意不要使尖牙和前牙产生明显的高低不平，影响前牙美观。

1）深覆𬌗矫治的Staging设计:打开咬合，整平上下牙列，一般会设计压低前牙。

a.依据休息位时上切牙切缘在上唇下缘2mm，微笑位时上切牙暴露的理想范围是3/4牙冠至龈上2mm，确定上切牙目标位。

b.考虑到隐形牙套包裹后牙𬌗面，咬合力作用下后牙无形压低效应造成前牙覆𬌗加深2mm左右，因此下切牙压低的目标位会设计成过矫治前牙浅覆𬌗至开𬌗1～2mm。

2）前牙压低：同步或分步压低，一般依据压低的量来做决定。

a.当上下前牙压低总量超过4mm时，建议分步进行，反之同步压低，节约时间。

b.分步压低前牙的方法：①先压低切牙，再压低尖牙；②先压低尖牙，再压低切牙；③将分步进一步细分，先完成压低切牙或尖牙量的1/3，再压低尖牙或切牙量的1/3，重复三遍完成设计的压低量。拔牙病例为节约步骤，一般内收前牙与压低同步进行。

（4）隐形矫治矫治前牙深覆𬌗的后牙支抗设计要点。

整平牙列，前牙压低过程中，反作用力必然会伸长后牙或者说后牙伸长更利于牙列整平，而伸长力的方向就是使牙套脱位的力量。

隐形矫治打开咬合后牙支抗设计因此建议：

1）末端的后牙设计支抗附件，增加后牙牙套的固位力。

2）后牙附件形状设计为双尖牙区设计优化的伸长附件，磨牙区设计矩形附件。考虑到生物力学和咬合干扰，磨牙优选水平矩形附件。

3）为避免矫治后常见的后牙颊尖开𬌗，一般会在上后牙区增加负转矩直至后牙颊尖出现重的咬合接触。

4）拔牙病例应设计少量的后牙支抗预备，在第二双尖牙，以及第一、二磨牙上增加3～5°的冠远中向的轴倾度，竖直后牙，抵抗关闭间隙时，后牙前移造成前倾。

5）需要强支抗的患者可以考虑种植钉支抗，或者辅以颌间牵引。

（5）隐形矫治矫治前牙深覆𬌗的前牙支抗设计要点。

1）舌倾或者直立的切牙要实现深覆𬌗矫治，遵从先唇倾再压低的原则。前牙咬合的打开，绝对的前牙压低是临床最佳治疗效果。但实现绝对压低是很难的，合并唇倾切牙的相对压低是临床更常见及有效的打开咬合的方法。压低前牙时同时唇倾牙冠，将牙根由皮质骨纳入松质骨，压入移动时让根尖避开皮质骨，实现在松质骨内的牙齿移动。

2）拔牙患者矫治前突，当大量内收前牙时，要考虑内收过程中钟摆效应造成的切缘伸长量，应在矫正过程中给予前牙压低的过矫治量。

a.由于隐形牙转矩控制特点，其对前牙转矩控制不易（即使有Power ridge之后，转矩表达能力提高了50%）。在拔牙病例中，控制钟摆效应造成的覆𬌗加深，临床建议给予上切牙10~15°正转矩过矫治，下切牙6~8°正转矩过矫治。

b.前牙直立或舌倾的拔牙矫治，首先进行前牙转矩的过矫治，然后再内收移动前牙。这时舌向内收移动前牙和牙冠转矩矫治的牙移动量在过矫治后的这个阶段平均分配。

c.前牙唇倾的拔牙矫治，可以同时进行前牙内收和牙冠转矩矫治，矫治设计为内收与转矩平均分步即可。

（6）前牙深覆𬌗矫治中G5矫治器的特性。

Bite ramps参考了固定矫治器中平导压低下切牙伸长后牙打开咬合的机制。但是使用过程中又与固定矫治有所区别，因为精密切割的原因，Bite ramps的最大尺寸是3mm宽，也就是说当覆盖大于3mm时，下切牙是无法咬在导板上的。因此G5系统中Bite ramps的使用适应证是前牙内倾型深覆𬌗，其深覆盖者（>3mm）无法达到打开前牙咬合的作用，临床设计时应注意选择合适的适应证。

另外，由于隐形矫治是全牙列牙套，其后𬌗垫效应会造成前牙覆盖加大，在应用Bite-ramp时建议辅以Ⅱ类牵引，确保下前牙始终咬合于导板上。

（骆英）

## （七）青少年Ⅲ类错𬌗的隐形矫治

骨性Ⅲ类错𬌗机制分上颌发育不足或下颌发育过度，以及不同生长型。严重的骨性Ⅲ类错𬌗是上颌发育不足、下颌发育过度的高角病例。临床非手术矫正的骨性Ⅲ类错𬌗是轻中度骨性Ⅲ类错𬌗。

骨性Ⅲ类错𬌗临床矫治设计是在生长发育期促进上颌的生长（较易），抑制下颌的过度生长（难）。水平或平均生长型骨性Ⅲ类错𬌗可适当后下旋转下颌代偿骨性Ⅲ类上下颌骨矢状向不调，而要控制高角病例的下颌顺时针旋转。骨性Ⅲ类错𬌗矫治常需要牙代偿掩饰错𬌗。

**1. 骨性Ⅲ类错𬌗隐形矫治的适应证**

（1）儿童或青少年，生长发育前或生长发育期骨性Ⅲ类错𬌗。

（2）水平或平均生长型骨性Ⅲ类错𬌗，上颌发育不足，下颌轻中度发育过大。

（3）前牙反覆盖小于2mm，下颌后退可至前牙切对切关系。

（4）咬合干扰，下颌前伸的功能型前牙反𬌗。

（5）口周肌肉功能紊乱，下颌前伸习惯的前牙反𬌗。

**2. 骨性Ⅲ类错𬌗隐形矫治计划：应为双期矫治，Ⅰ期功能矫形，Ⅱ期隐形矫治**

（1）尽早去除功能障碍：咬合干扰、口周肌功能紊乱矫正，纠正下颌前伸。在隐形矫治开始前用功能矫治器及颏兜矫治口周肌功能紊乱及下颌前伸习惯。

（2）尽早采取功能矫形治疗，促进发育不足的上颌骨生长，控制下颌生长，隐形矫治前应FRⅢ或前牵引，能得到更多的骨性矫治的疗效。

（3）前牙反覆盖超过2mm的骨性Ⅲ类错𬌗，应功能矫形减小前牙反覆盖后，再开始隐形矫治。

（4）水平或平均生长型轻中度骨性Ⅲ类错𬌗可适当下后旋转下颌，代偿上下颌骨矢状向的不调。

（5）轻中度骨性Ⅲ类错𬌗牙弓长度增加能代偿矫治骨性上下颌骨不调。

（6）对于轻中度骨性Ⅲ类错𬌗的矫治，上下前牙代偿掩饰错𬌗是必要的，Ⅲ类弹性牵引可矫治前后牙Ⅲ类关系。

（7）骨性Ⅲ类错𬌗上下牙弓宽度不调，上颌适当扩弓，并适当减小下颌牙弓宽度。

（8）骨性Ⅲ类错𬌗的矫治计划中应慎重选择拔除上颌牙。

（9）骨性Ⅲ类错𬌗拔除下颌牙代偿治疗时，特别注意避免下前牙过度内倾，避免过度内收导致下前牙牙槽骨骨裂。

（李小兵）

# 二、青少年隐形矫治的疗效评价

青少年隐形矫治的疗效评价涉及错𬌗矫治设计和矫治过程中医师的矫治思路、矫正器效能、口腔咬合功能建立、青少年颅面软硬组织生长发育等相关的因素。每一个患者矫治的目标都应该遵循正畸治疗平衡、美观与功能的综合要求，并反映到临床矫治的方案设计与选择中。青少年矫治疗效的评价是临床青少年隐形矫治理论与技术流程组成中的重要的最后一部分。严格、标准、客观的青少年隐形矫治疗效评价，对青少年临床治疗中提高青少年隐形矫治水平、避免青少年隐形矫治错误、促进青少年隐形矫治技术发展有积极的作用，是青少年隐形矫治中必不可少的一环。

## （一）青少年隐形矫治疗效评价分类

### 1. 青少年隐形矫治的咬合功能评价

（1）Andrews上下牙咬合的六个关键。

Andrews提出的上下牙咬合的六个关键是理想𬌗上下牙咬合的理想位置，正畸综合矫治后常作为临床矫治后上下牙关系是否正常的评价。青少年隐形矫治结束后应满足Andrews的理想𬌗上下牙咬合的六个关键。

（2）上下牙生理性及功能咬合。

上下牙生理性咬合要求矫治后咬合力能顺着牙槽骨传导到上下颌骨，咬合力能得到颌骨生理结构的支持，功能咬合能促进牙周软硬组织的生理改建，避免咬合干扰、咬合创伤的出现，影响矫治的稳定性。

颌骨形态异常错𬌗矫治的牙代偿治疗、先天性牙数目形态异常等矫治，上下牙位置与相互关系要适应颌骨形态与牙发育情况，咬合接触不能以Andrews的六个关键作为标准，以适应功能咬合。

### 2. 青少年隐形矫治疗效的颅面发育评价

青少年处于青春快速生长期，其面部软硬组织生长、遗传性颅面生长型影响矫治后上下牙的相对关系。

（1）颏部生长的预测。

青少年颏的发育晚于咬合的发育（15～18岁）。青春期的颅面复合体的发育包括矢状向生长发育的下颌颏部发育，以完成下颌矢状向的生长。错𬌗矫治后面部侧面美观的调整，忽略颏部生长则造成矫治后下颌颏部前突，破坏患者侧面协调性。

（2）牙弓后段长宽的生长。

牙弓/牙槽骨弓宽度的生长上颌12岁、下颌8岁完成。上颌扩弓较下颌容易，但扩弓矫治要以基骨弓为限，青少年隐形矫治避免上下牙弓/牙槽骨弓的过度扩大代偿。矫治后牙弓宽度代偿要评价牙与牙槽骨的相对关系，颊倾后牙影响矫治的稳定。

青少年牙弓长度生长主要在后段牙弓，14～15岁结束。临床采用推磨牙向后矫治前牙弓段拥挤的方法，应评价后移磨牙近远中倾斜度，避免牙冠远中倾斜的假性磨牙远中移动。

（3）面部生长型。

面部生长型影响上下牙咬合平面倾斜度。骨性Ⅱ类垂直生长型有效的矫治应改善青少年顺时针旋转生长，前导下颌，改善长面型。协调咬合平面与颅面生长型的关系不仅影响矫治后侧貌，同时也影响咬合的稳定。

（4）颞下颌关节功能评价。

青少年隐形矫治涉及错𬌗的功能矫形治疗，下颌前导必然导致下颌髁突位置前移、颞下颌关节改建。颞下颌关节结构、功能及相关神经肌肉张力、关节盘位置、关节韧带张力等都需要适应性改建，以使矫治疗效稳定及颞下颌关节功能健康。

**3. 青少年隐形矫治的面部肌肉形态评价**

生理性的咬合，上下牙弓应处于面部软组织中性区，牙弓内外肌力平衡是牙弓稳定的保证。理想的矫治疗效评价应该包括口周肌张力的检测。

## （二）青少年隐形矫治疗效评价方法及分析

### 1. 青少年隐形矫治疗效评价方法

青少年隐形矫治疗效评价方法包括模型分析、侧位片分析、头影测量重叠分析、曲面断层X片分析、面像分析、CBCT分析、颞下颌关节螺旋CT分析、颞下颌关节功能分析、面部三维照相分析、口周肌功能分析等。

### 2. 青少年疗效分析

模型分析能检查上下咬合接触。

颅面曲面断层X片检查上下牙根平行度。头影测量重叠分析能检查矫治后前牙位置变化、上下颌骨选择情况，以及分析侧面软组织形态。

对于牙移动牙体与牙槽骨形态的分析，CBCT能发现影响牙周健康的牙槽骨开裂（开窗）。

矫形治疗需要分析面部软硬组织改建情况，面部照相（二维、三维）、头颅侧位片能提供临床数据。

对于改变上下颌骨位置形态的矫形治疗，颞下颌关节的结构与功能检查则需要做颞下颌螺旋CT检查以及咬合功能检查。

口周肌功能分析在现代正畸治疗中越来越受到正畸医生的重视，异常口周肌功能影响矫治稳定。

（李小兵）

# 三、青少年隐形矫治的技术发展方向

## （一）隐形矫治技术与矫治器牙套材料的发展

隐形矫治应用高分子材料，是对传统金属托槽的革新。隐形矫治技术的成功和发展与矫治材料的发展密不可分。隐形矫治在矫治力表达、矫治效率、矫治控制等方面必须有最佳的矫治材料配合。隐形矫治能否更广泛地应用于错𬌗矫治，依赖于矫治材料的不断发展。

## （二）隐形矫治技术与人工智能（AI）

隐形矫治的初衷是用计算机化的分析计算代替正畸医生的诊断、设计与治疗。当今隐形矫治临床治疗的治疗方法选择、治疗过程控制、治疗疗效分析离不开正畸医生的专业知识的应用，正畸治疗理论与原则是隐形矫治必须遵守的圭臬。应用人工智能（AI）是现代科技技术的发展潮流，AI与正畸医生经验的结合必然是隐形矫治发展的方向。可以预见，隐形矫治与正畸医生的结合会更紧密，给正畸治疗临床带来新的变化。

## （三）青少年隐形矫治临床矫治技术发展

### 1. 青少年隐形矫治与错𬌗功能矫治

青少年隐形矫治功能前伸下颌矫治下颌位置大小不足的Ⅱ类错𬌗矫治已在临床取得肯定的疗效。隐形矫治同时借此进入青春发育期的错𬌗矫治领域。隐形矫形治疗的应用及评价还需进一步临床、基础及流行病学的研究支持。但通过下颌前导的隐形矫治可以看出，随着隐形矫治牙套的不断更新，隐形矫治临床治疗的能力正在逐步加强。

### 2. 青少年隐形矫治技术与牙弓宽度不足的矫治

牙弓发育已逐步被证实与环境因素密切相关，早期矫治牙弓宽度不足成为正畸早期矫治的常规。牙弓宽度扩弓常常包括牙性扩弓与骨性扩弓，利用牙弓发育潜力能得到更多的骨性扩弓效应。如何通过隐形矫治牙套得到临床需要的骨性扩弓效应成为青少年隐形矫治发展的新方向。

## （四）青少年隐形矫治计划与设计

青少年错𬌗矫治要强调错𬌗诊断的全面性：咬合、颅面复合体形态、颞下颌关节、牙-牙槽骨复合体、面部形态、面部美学等都是错𬌗矫治计划及治疗设计时需要考虑的因素，欠缺任何一部分的诊断和计划都是违反正畸矫治原则的不完整的矫治。这给青少年隐形矫治的矫治方案设计软件提出更高的要求。从这个角度说，现在的隐形矫治诊断及设计系统都还不完善。青少年错𬌗矫治计划必须结合正畸医生的临床理论与技术经验，才有可能得出更接近完美的矫治方案。为达到更佳的矫治目的，青少年错𬌗矫治软件还有待完善。

（李小兵）

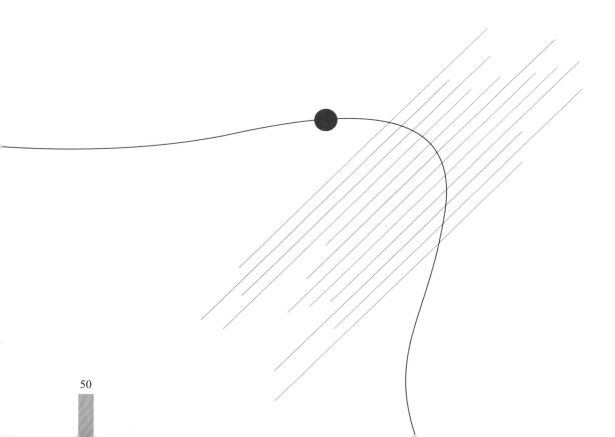

中国青少年隐形矫治

**I** 青少年隐形矫治Ⅰ：基础篇

中国青少年隐形矫治

**II** 青少年隐形矫治Ⅱ：诊断与技术篇

中国青少年隐形矫治

**III** 青少年隐形矫治Ⅲ：临床治疗篇

中国青少年隐形矫治

**IV** 青少年隐形矫治Ⅳ：技术推广篇

中国青少年隐形矫治

**V** 透明矫治器介绍——以Invisalign（隐适美）系统为例

中国青少年隐形矫治

**参考文献**

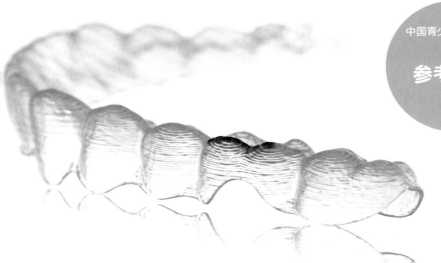

## 一、青少年隐形矫治专业要求

### （一）替牙列期隐形矫治临床医生要求

需要掌握青少年儿童的生长发育相关知识和正畸基础理论，正畸研究生、规培生和开展隐形矫治20例以上的儿牙研究生、规培生在培训后可以开展。

### （二）恒牙列初期隐形矫治临床医生要求

需要一定的青少年生长发育知识和正畸基础理论，已经开展隐形矫治10例以上的正畸研究生、规培生，开展隐形矫治20例以上的其他口腔医生在培训后可以在指导下开展。

## 二、青少年隐形矫治设计思路及医师培训计划

（1）本计划所指的医生为覆盖上面条件二的医生。

（2）医生需要提前向专业组提出申请，报名参加培训。

（3）每年培训的课程安排，由专业组共同讨论决定。

（4）培训合格后，开始进行青少年隐形矫治临床治疗。

（5）本专业组不断推出青少年隐形矫治的指导意见和相关临床专家共识。

（李小兵）

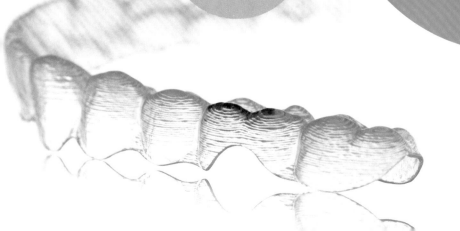

透明矫治器是近20年来正畸矫治器的最为重大的突破之一。1999年，爱齐公司率先推出Invisalign（隐适美）系统，开拓隐形正畸市场，从此Invisalign（隐适美）系统成为世界上第一款透明矫治器，其多年来致力于产品的不断创新，协助正畸医生自信地开展治疗，具有优异的治疗效果和可预测性，在正畸治疗中取得了巨大的成功。截至目前，全球使用Invisalign（隐适美）系统治疗的患者已经累计超过了500万人。

对于患者而言，透明矫治器具有以下特点。①美观：隐形，旁人几无察觉，可解除矫治牙齿有碍美观的顾虑。②舒适：异物感较小，无口腔黏膜刺激。③方便：可自行摘戴，不影响进食。④清洁：可取下矫治器刷牙，口腔卫生易于维护。⑤可预见：医生和患者可以在治疗前预先看到模拟的治疗过程和结果，更好地选择个性化的矫治方案。这种透明矫治器无托槽和钢丝，可自行摘戴，在不知不觉中就完成矫治，满足了人们既矫治牙齿又不影响美观的需求。

对于医生而言，无托槽隐形矫治技术是现代计算机辅助设计、快速成形技术、数据分析、机器学习和新材料完美结合的产物。所以，大部分医生需要重新学习Invisalign（隐适美）系统，才能理解和掌握它的特点，从而更好地为患者进行治疗。

# 一、透明矫治器的工作原理——以Invisalign（隐适美）系统为例

## （一）确定最佳施力系统

透明矫治器治疗跨越的重要一步，是确定最佳施力系统，这一系统使牙齿能够沿着包含很多移动的综合路线移动，然后通过形成这样的施力系统以实现上述移动所需的功能件组合。Invisalign（隐适美）系统功能件基于生物力学原理和先进的模拟技术而开发，可以更好地控制牙齿移动，优化治疗预期。Smart Track材料与Smart Force功能件和Smart Stage技术巧妙结合，让牙齿移动更可预测。

隐适美矫治器使用矫治力驱动系统创建，所形成的形状可以将特定矫治力施加给牙冠，实现预期的牙齿移动。力矩是指矫治力使牙齿产生旋转移动的倾向（包括呈一定角度和倾斜度）。力矩与矫治力之比称为力矩–矫治力比（M/F），用于控制牙齿旋转的中心。应用一系列M/F，可实现不同类型的牙齿移动。Invisalign矫治器施力系统可测量，所采用的设计使其可以精确控制施力系统，进而精确控制牙齿移动。Invisalign矫治器治疗能够很好地控制M/F，从而提高对牙根相对于牙冠的移动的控制效果。

为实现牙根和牙冠的移动，达到绝佳的正畸治疗预期，需要对施力系统加以控制（图1）。Power Ridge功能件对牙根施加舌向力（图2）。

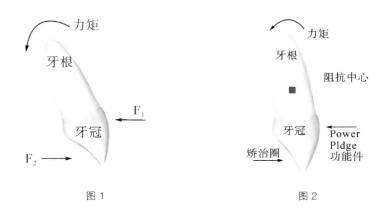

图1　　　　　　　　　　　图2

## （二）牙齿特定移动方式的实现

### 1. 根舌向转矩

要近中或远中矫治力以及二阶矩。矫治器用于在龈方附件上施加沿牙根移动方向的矫治力。哈方放置的另一个附件提供控制牙根移动所需的反力矩。Power Ridge功能件应对矫治器形状的变化，用于对牙齿施加一个舌向力并控制靠近舌侧切缘的矫治器的变形情况。根舌向转矩和内收治疗，会使控制牙根所需的舌侧切缘的接触消失。舌侧Power Ridge功能件则可用来恢复治疗中需要的这些接触。优化伸长附件可在光滑平整的表面提供具有伸长方向和舌侧分量的矫治力（图3）。

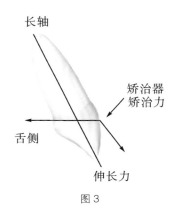

图3

### 2. 伸长

优化附件可改变牙齿的形状，从而可以沿正确的方向施加矫治力。优化伸长附件提供光滑平整的功能面，矫治器在该平面上施加矫治力。这是矫治器使用的唯一一个平面。其余附件材料仅用于使功能面保持在正确位置。控制矫治力的方向和大小对于提供准确的施力系统和控制牙齿移动至关重要。

如果需要伸长全部四颗切牙，需要借助前多齿伸长附件确保每颗牙所受的矫治力都相差无几。该施力系统可以将全部切牙作为一个单元伸长，伸长效果更好，在开哈治疗中具有良好效应。

### 3. 旋转

过去，人们认为使用矫治器很难使牙齿围绕其长轴旋转，但利用基本的生物力学原理后，人们逐渐改变了这一观点。使用优化旋转附件能够使尖牙和前磨牙的旋转更可预测。

附件的功能面自动定位在颊侧面上尽可能远离牙齿长轴的位置，而矫治器设计为向此功能面施力。这会产生明显的力矩，使牙齿沿预期方向旋转。

组牙优化伸长附件，为伸长所有四切牙而设计（图4）。

借助优化扭转附件实现尖牙和前磨牙旋转（图5）。

控制牙根的倾斜角度和对齐，更改倾斜角度需要近中或远中矫治力以及二阶矩。矫治器用于在龈方附件上施加沿牙根移动方向的矫治力。𬌗方放置的另一个附件提供控制牙根移动所需的反力矩（图6）。

### 4. 其他牙齿的复杂移动

（1）当计划进行旋转且伴随伸长或压低时，优化多平面附件可以更好地追踪上颌侧切牙（图7）。

（2）优化支持附件适用于上颌侧切牙，设计用于在压低相邻牙齿时，更好地追踪上颌侧切牙（图8）。

（3）优化Smart Stage牙根控制仅用一个附件就能实现前磨牙的近远中牙根控制（图9）。

### 5. 多颗牙组合移动

强支抗或者中度支抗设计的Invisalign G6/G6+第一前磨牙拔除治疗方案设计用于实现垂直控制，同时实现可预测的治疗结果（图10）。

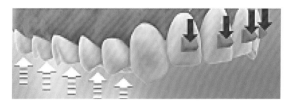

图4

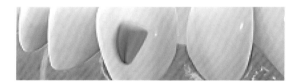

图5

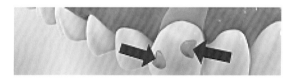

图6

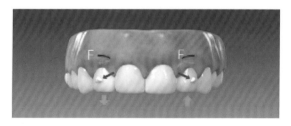

图7

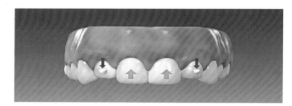

图8

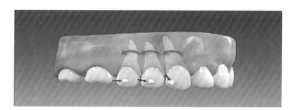

图9

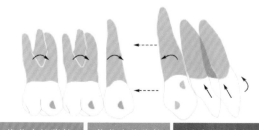

| 优化支抗附件 | 优化内收附件 | 矫治器预支抗 |

图10

Smart Force功能件：优化内收附件设计用于在以Smart Stage技术进行尖牙内收过程中（使用或不使用牵引）实现有效的整体移动。优化支抗附件设计和Smart Stage技术共同作用，以优化后牙强支抗或者中度支抗。

Smart Stage技术：在前牙内收期间，矫治器预支抗设计，用于避免不必要的倾斜移动和前牙伸长。需要对矫治器形状做调整的部分在于它与附件主动面接触的地方。矫治器形状发生的各种调整（称为"预支抗"）可以施加不同的施力系统，从而形成不同的牙齿移动方式。

当后牙的力矩–矫治力比（M/F）大于前牙时，就会产生强支抗。默认的牙齿移动步骤是尖牙内收三分之一后再整体移动。当需要闭合第一前磨牙拔牙间隙和提供强支抗时，就需要使用更多的矫治器预支抗来抵抗预期会产生的不必要的伸长和倾斜移动。

当后牙的力矩–矫治力比（M/F）等于或者略小于前牙时，就会产生中度支抗。默认的牙齿移动步骤是拔牙间隙的闭合从尖牙的远中移动开始，同时第二前磨牙和第一磨牙开始近中移动,直至拔牙间隙闭合1/3。然后，剩余间隙将通过同时移动前牙和后牙而闭合。

## 二、透明矫治器的材料要求——以Invisalign（隐适美）系统使用的Smart Track为例

一般来说，透明矫治器需要至少具备以下三项性能，才能实现医生需要的牙齿移动。

其一，力量轻柔而持续：SmartTrack材料配戴之初的戴入力更小，让患者感觉更舒适；同时，在两周的矫治器佩戴期内，保持轻柔而又更加持续的矫治力，以提高适配性。

其二，高弹性：矫治器被拉伸后，高弹性的Smart Track可使其最大限度地恢复到设定的形状，有助于提高适配性。

其三，绝佳的矫治器贴合度：矫治器材料可塑性强，可以热压成型，更精确地与牙齿形态、附件和邻面间隙匹配。

## 三、透明矫治器的软件要求

治疗计划制订软件可以分析牙齿移动情况，确定所需的最佳施力系统，并根据具体的牙齿大小和形状自动放置附件和功能件，从而实现预期的移动。一般来说，治疗计划制订软件需要具备以下性能。

其一，所见即所得：能够完全模拟临床状况，整合各项设备材料采集的临床信息，例如，牙齿和牙齿移动信息、牙槽骨信息、颌骨信息和面型信息等。

其二，易于使用和操作：便于医生操作和使用，能够在3D模型上直接进行修改和调整。

其三，便于医患沟通和同行交流：能产生和提供各种媒介的交流工具，让沟通简单快捷。

## 四、隐适美teen系列透明矫治器的特点

从矫治器的角度看，青少年患者相对于成人患者主要有以下几点不同：

### （一）青少年患者的矫治器依从性特点

隐适美teen系列透明矫治器要求具有依从性指示剂，从而能够更加全面地了解青少年患者的矫治器佩戴情况。而且，对于矫治器的舒适性，具有比成人更高的要求。

### （二）青少年隐形矫治前期需要矫治器进行适应

隐适美teen系列透明矫治器要求具有专有的萌出补偿算法能够极为精确地预留空间，使尖牙和第二磨牙正常萌出到矫治器中；同时，可以利用对侧牙齿或从数量庞大的牙齿库中进行挑选，以确定为正在萌出的牙齿预留空间。

### （三）合并错𬌗阻断矫治的青少年隐形矫治

伴有下颌后缩的成长期青少年患者的安氏 II 类错𬌗，需要具有下颌前导功能的矫治器解决方案。伴有前牙反𬌗的成长期青少年患者，需要功能矫治器高效矫正。

（禹兴国）

中国青少年隐形矫治

**I** 青少年隐形矫治 I：基础篇

中国青少年隐形矫治

**II** 青少年隐形矫治 II：诊断与技术篇

中国青少年隐形矫治

**III** 青少年隐形矫治 III：临床治疗篇

中国青少年隐形矫治

**IV** 青少年隐形矫治 IV：技术推广篇

中国青少年隐形矫治

**V** 透明矫治器介绍——以Invisalign（隐适美）系统为例

中国青少年隐形矫治

# 参考文献

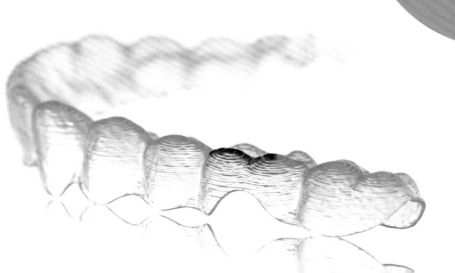

［1］Casko J S, Vaden J L, Kokich V G, et al. Objective grading system for dental casts and panoramic radiographs. American Board of Orthodontics ［J］. Am J Orthod Dentofacial Orthop, 1998, 114（5）: 589-599.

［2］Rao S, Chowdhary R, Mahoorkar S. A systematic review of impression technique for conventional complete denture ［J］. J Indian Prosthodont Soc, 2010, 10（2）: 105-111.

［3］Ackerman J L, Proffit W R, Sarver D M. The emerging soft tissue paradigm in orthodontic diagnosis and treatment planning ［J］. Clin Orthod Res, 1999, 2（2）: 49-52.

［4］Andrews L F. The 6-elements orthodontic philosophy: Treatment goals, classification, and rules for treating ［J］. Am J Orthod Dentofacial Orthop, 2015, 148（6）: 883-887.

［5］Liu CL, Sun WT, Liao W, Lu WX, Li QW, Jeong Y, et al. Colour stabilities of three types of orthodontic clear aligners exposed to staining agents ［J］. Int J Oral Sci, 2016,8:246-253.

［6］Miller RJ, Duong TT, Derakhshan M. Lower incisor extraction treatment with the Invisalign system ［J］. J Clin Orthod, 2002, 36:95-102.

［7］Bollen AM, Huang G, King G, Hujoel P, Ma T. Activation time and material stiffness of sequential removable orthodontic appliances. Part 1: Ability to complete treatment［J］. Am J Orthod Dentofacial Orthop, 2003,124:496-501.

［8］Baldwin DK, King G, Ramsay DS, Huang G, Bollen AM. Activation time and material stiffness of sequential removable orthodontic appliances. Part 3: premolar extraction patients ［J］. Am J Orthod Dentofacial Orthop, 2008, 133:837-845.

［9］Honn M, Goz G. A premolar extraction case using the Invisalign system ［J］. J Orofac Orthop, 2006, 67:385-394.

［10］Giancotti A, Di Girolamo R. Treatment of severe maxillary crowding using Invisalign and fixed appliances ［J］. J Clin Orthod, 2009, 43:583-589, quiz 582.

［11］Choi NC, Park YC, Jo YM, Lee KJ. Combined use of miniscrews and clear appliances for the treatment of bialveolar protrusion without conventional brackets ［J］. Am J Orthod Dentofacial Orthop, 2009, 135:671-681.

［12］Giancotti A, Greco M, Mampieri G. Extraction treatment using Invisalign Technique ［J］. Prog Orthod, 2006, 7:32-43.

［13］Tuncay OC, Bowman SJ, Nicozisis JL, Amy BD. Effectiveness of a compliance indicator for clear aligners ［J］. J Clin Orthod, 2009, 43:263-268, quiz 273-264.

［14］Sillman, J. Dimensional changes of the dental arches: longitudinal study from birth to 25 years ［J］. American Journal of Orthodontics, 1964, 50: 824-842.

［15］Bishara S. E, Jakobsen J. R, Treder J, Nowak A. Arch width changes from 6 weeks to 45 years of age ［J］. American journal of orthodontics and dentofacial orthopedics : official publication of the American Association of Orthodontists, its constituent societies, and the American Board of Orthodontics, 1997, 111: 401-409 .

［16］Arnett GW. Soft tissue cephalometric analysis: Diagnosis and treatment planning of dentofacial deformity ［J］. Am J Orthod Dentofacial Orthop, 1999, 116:239-253.

［17］Tian-Min Xu,a Xiaoyun Zhang,b Hee Soo Oh,c Robert L. Boyd,d Edward L. Korn,e and Sheldon Baumrindf Beijing, China, San Francisco, Calif, and Rockville, Md. Randomized clinical trial comparing control of maxillary anchorage with 2 retraction techniques ［J］. Am J Orthod Dentofacial Orthop, 2010, 138:544.e1-544.e9.

［18］Zachrisson B U, Minster L, Ogaard B, et al. Dental health assessed after interproximalenamel reduction: caries risk in posterior teeth ［J］. American Journal of Orthodontics & Dentofacial Orthopedics, 2011, 139（1）:90-98.

［19］Buschang PH, Santos-Pinto A, Demirjian A. Incremental growth charts for condylar growth between 6 and 16 years of age ［J］. Eur J Orthod, 1999, 21（2）: 167-73.

［20］Djeu G, Shelton C, Maganzini A. Outcome assessment of Invisalign and traditional orthodontic treatment compared with the American Board of Orthodontics objective grading system ［J］. Am J OrthodDentofacialOrthop, 2005,128（3）: 292‐298.

［21］Simon M, Keilig L, Schwarze J, et al. Treatment outcome and efficacy of an aligner technique ——regarding incisor torque, premolar derotation and molar distalization ［J］. BMC Oral Health,2014,14:68.

［22］KuncioD, MaganziniA, Shelton C, et al.Invisalign and traditional orthodontic treatment postretention outcomes compared using the American Board of Orthodontics objective grading system ［J］.Angle Orthod ,2007,77（5）:864-869.

［23］Maganzini Al. Outcome assessment of invisalign and traditional orthodontic treatment and subsequent commentaries ［J］.Am J OrthodDentofacial Orthop,2006,129（4）:456.

［24］Tuncay,O.C.口腔正畸无托槽隐形矫治临床指南［M］.白玉兴，等译.北京：人民军医出版社，2008.

［25］陈扬熙.口腔正畸学 ——基础、技术与临床［M］.北京：人民卫生出版社，2012.

［26］李小兵.牙弓/牙槽骨弓的塑形矫治 ——基于牙弓形态发育不良的儿童错𬌗畸形诊断与阻断治疗［J］.华西口腔医学杂志，2016，34（6）: 556-563.

［27］林久祥，许天民.现代口腔正畸学：科学与艺术的统一［M］.第4版.北京：北京大学医学出版社，2011.

［28］陈莉莉，林久祥，许天民，张兴中. 13—18岁汉族正常（𬌗）青少年上牙弓后段可利用间隙变化的纵向研究［J］. 口腔正畸学，2007（1）: 25-28.

［29］顾泽旭，李变瑢.隐形矫治技术中附件的应用［J］.中国实用口腔科杂志，2013，11（6）: 648-652.

［30］白玉兴，任超超. 无托槽隐形矫治技术临床应用中的相关问题［J］.中国实用口腔科杂志，2009，2（1）:13-16.

［31］潘婷婷，房兵.托槽隐形矫治效能影响因素的研究进展［J］.国际口腔医学杂志，2015，42（3）：364-366.

［32］邱勋定，廖天安，邓伟.下颌智齿拔除1136例临床分析［J］.海南医学，2015（17）：2614-2615.

［33］叶周熹，杨驰，樊林峰.下颌阻生第三磨牙拔除术邻牙损伤风险及预防［J］.中国口腔颌面外科杂志，2015（5）：429-434.

［34］张书宇，汪涌，徐颖.阻生智齿拔除原因及时机分析（附200例报告）［J］.中国实用口腔科杂志，2015（4）:236-239.

［35］潘洪祥，李涛，宋宇.临床第三磨牙治疗应注意的问题［J］.口腔医学，2011（5）：305-308.

［36］郭鑫，刘进.正畸治疗中磨牙的拔除和保留（四十三）——上颌第三磨牙缺失或拔除后上颌结节骨量的对照研究［J］.临床口腔医学杂志，2009（6）：381-383.

［37］邓凯雄，刘进，郭鑫，等.正畸治疗中磨牙的拔除和保留（二十六）——第三磨牙发生和发育状况的研究［J］.临床口腔医学杂志，2008（1）:60-62.

［38］饶小浪，张馨尹，杨毓琪.上颌第三磨牙拔除致上颌窦穿孔临床分析——附1例报告及文献复习［J］.罕少疾病杂志，2009，16（3）：45-47.

［39］余诗晴.部分冠切除联合正畸牵引分阶段拔除下颌阻生第三磨牙的临床病例报告［D］.大连：大连医科大学口腔医学院，2017.

［40］郑君.上颌第三磨牙拔出中众上颌结节骨折相关危险因素的初探［D］.济南：山东大学口腔医学院，2015.

［41］石晶，闫征斌，侯景秋，等.无托槽隐形矫治与传统固定矫治对牙周变异链球菌和牙龈卟啉单胞菌的影响［J］.国际口腔医学杂志，2016，43（2）：151-154.

［42］李盛楠，李晓婷，马超，等.正畸患者龋齿发生倾向及其预防方法研究进展［J］.中华临床医师杂志（电子版），2013，7（4）：1706-1708.

［43］余国建，吕冬，李琥，等.3种矫治器对口腔健康相关生活质量（OHRQOL）影响的比较研究［J］.口腔医学，2015，35（12）：1041-1044.

［44］顾敏，陈文静，刘艳，等.激光与护牙素处理对无托槽隐形矫治患者牙周健康影响研究［J］.中国实用口腔科杂志，2015，8（9）：546-548.

［45］周铨，王晖.可摘式透明矫治器与固定矫治器对牙周健康影响的比较研究［J］.口腔医学，2014，34（10）：784-786.

［46］白玉兴，王邦康. 无托槽隐形矫治技术——口腔正畸的机遇与挑战［J］.华西口腔医学杂志，2007（6）：521-524.

［47］李伟，黄玉婷.无托槽透明矫治器与传统固定矫治器对患者牙周健康影响的临床观察［J］.实用口腔医学杂志，2017，33（2）：270-272.

［48］初可嘉，王海慧，郑之峻，等.透明矫治器对患者龈沟液中AST和ALP水平的影响［J］.口腔医学研究，2016，32（4）：399-401.

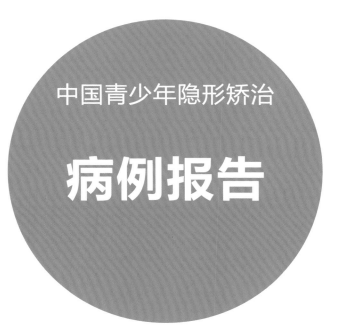

中国青少年隐形矫治

# 病例报告

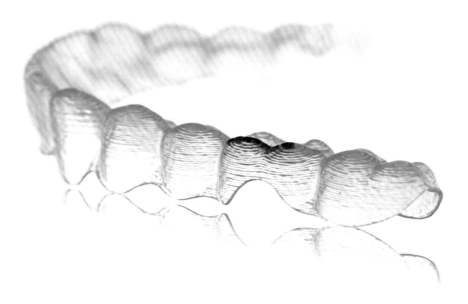

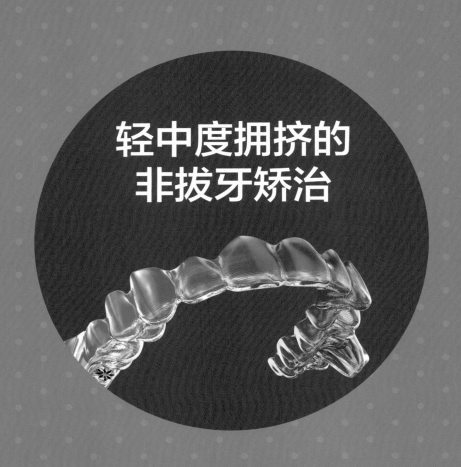

轻中度拥挤的
非拔牙矫治

# 01.

## 轻度拥挤非拔牙矫治

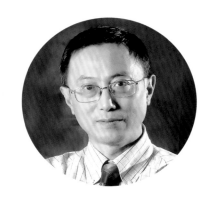

**李小兵　教授**

四川大学华西口腔医院
华西儿童口腔与正畸系儿童早期矫治专科主任

◆ **一般情况**

患者女，11岁。主诉"牙列不齐"。希望行无托槽隐形矫正。既往史无特殊。

◆ **问题列表**

- 骨性I类，平均生长型。
- 替牙列期，65牙未萌。
- 安氏I类。
- II度深覆𬌗。
- 12/43牙反𬌗，14/44牙锁𬌗。
- 上下牙列轻度拥挤。
- Spee曲线深度：3mm。

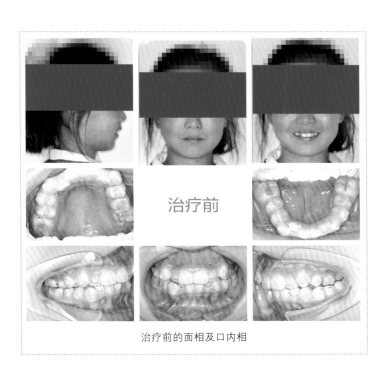

治疗前

治疗前的面相及口内相

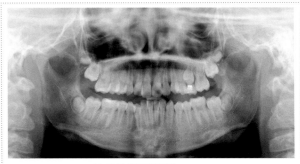

治疗前曲面断层片

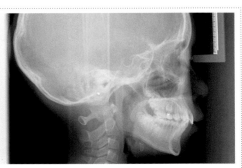

治疗前头颅侧位片

### ◆ 治疗目标

本病例为双期矫治病例。

第一期：维持磨牙位置，利用Leeway Space排齐牙列，压低下前牙的同时升高后牙，整平Spee曲线，打开咬合；25牙萌出建𬌗后进入第二期矫治。

第二期：利用IPR，结合前牙唇倾及扩弓解除剩余拥挤，继续排齐牙列；继续打开咬合；建立正常覆𬌗覆盖，后期精细调整咬合。

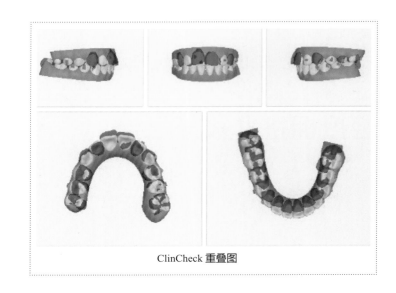

ClinCheck 重叠图

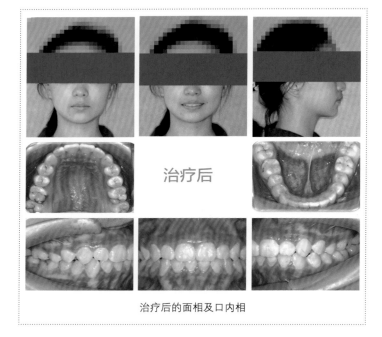

治疗后的面相及口内相

### ◆ 治疗过程

本病例主动矫治时间为26个月。

第一期矫治阶段矫治器数量：26U/L。

第一期矫治阶段附件的使用：优化伸长附件和优化旋转附件。

第二期矫治阶段矫治器数量：13U/L。

第二期矫治阶段继续使用优化伸长附件打开咬合。

保持阶段全天戴用透明压膜保持器。

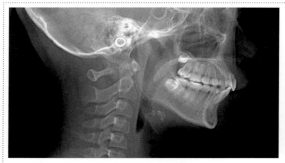

治疗后头颅侧位片

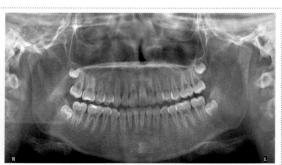

治疗后曲面断层片

### ◆ 总结体会

因等待65牙替换，总共疗程花费了26个月。因此替牙期行隐适美矫治的疗程普遍稍长。但在早期进行矫治可以更好地利用Leeway Space。关于本病例的一些体会如下：

#### 1. Leeway Space

在替牙期即开始矫治，可以很好地利用Leeway Space解除部分拥挤，由此可以减少IPR和前牙的唇倾量。同时，透明矫治器可以很好地稳定磨牙位置，有效利用Leeway Space，并且在替牙期使用时几乎不影响继承恒牙的萌出。

#### 2. IPR

双期矫治的病例在第一期因主要利用Leeway Space解除拥挤，不应急于使用IPR，应待继承恒牙全部萌出，进入第二期矫治后，再分析Bolton比及拥挤度、覆𬌗覆盖情况等，再决定是否使用IPR。

从本病例可以看出，在替牙期使用透明矫治器，可以很好地利用Leeway Space而不影响继承恒牙萌出。只要使用得当，透明矫治器也可以很好地用于替牙列晚期的青少年患者。

### ◆ 结论

这个病例的主要发现是混合牙列、I类尖牙和磨牙关系、II度深覆𬌗、12/43反𬌗、14/44锁𬌗，以及拥挤。通过下前牙的压低和后牙的伸长结合来整平Spee曲线和解决深覆𬌗。使用上颌的IPR和Leeway Space、唇倾前牙和扩弓来解决拥挤。这个病例阐述了通过合理地利用Leeway Space以及配合少量的IPR以及唇倾，我们可以轻易地解决拥挤。我们也相信对于青少年患者来说隐适美是一个好的选择。

# 02.

## 中度拥挤非拔牙矫治

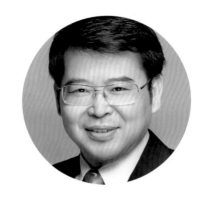

**李志华 教授**

南昌大学附属口腔医院

### ◆ 一般情况

患者男，13岁。主诉"牙齿不整齐"。要求使用透明矫治器。

### ◆ 问题列表

- 恒牙列初期。
- 骨性Ⅰ类，平均生长型。
- 安氏Ⅰ类。
- 上下牙列中度拥挤。
- 前牙Ⅱ度深覆𬌗。
- 下前牙舌倾。

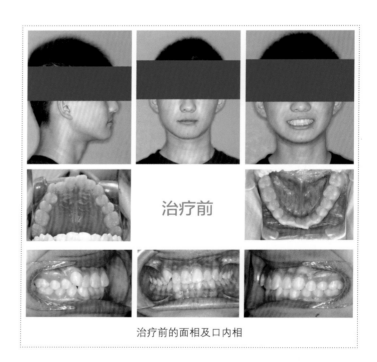

治疗前

治疗前的面相及口内相

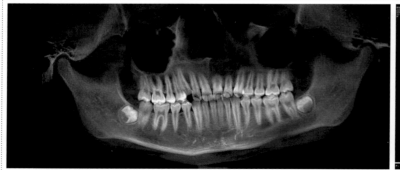

治疗前曲面断层片

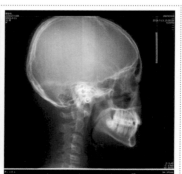

治疗前头颅侧位片

## ◆ 治疗目标

利用青少年牙弓后部的生长潜力，推上下颌磨牙向远中获得间隙，排齐上下牙列，纠正深覆𬌗。

## ◆ 治疗过程

总疗程为17个月，矫治器数量为40副，术中植入4个种植钉支抗用于推磨牙向远中。

附件的使用：优化控根附件、G5、水平矩形附件、Powe Ridge。

保持：透明压膜保持器。

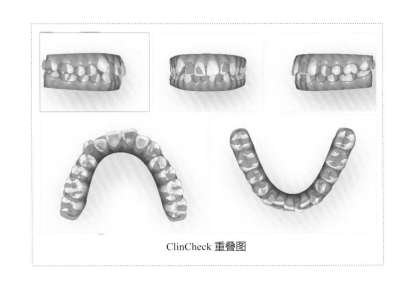

ClinCheck 重叠图

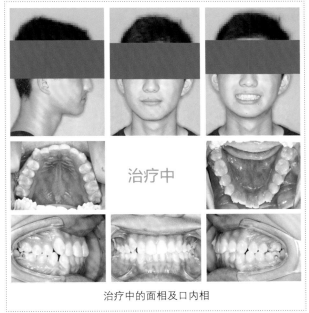

治疗中的面相及口内相

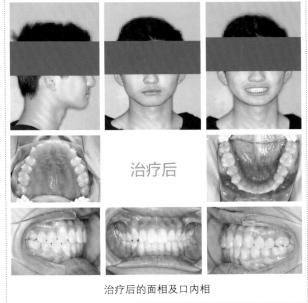

治疗后的面相及口内相

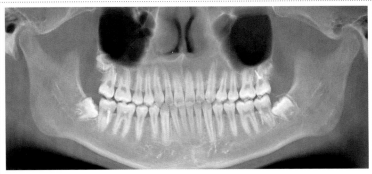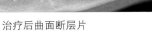

治疗后曲面断层片

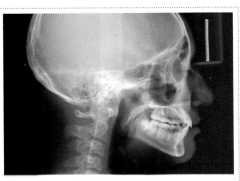

治疗后头颅侧位片

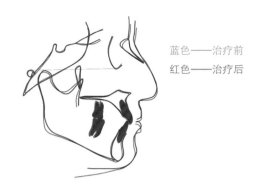

蓝色——治疗前
红色——治疗后

头影测量重叠图

### ◆ 总结体会

患者总花费17个月的时间，利用青少年生长期磨牙后区的生长潜力，结合种植钉支抗，推上下颌磨牙向远中，排齐了上下牙列，解除了前牙深覆殆。关于本病例的体会如下：

● 青少年磨牙后区的颌骨每年有1.5毫米/侧的长度增长，矫治期间可以充分利用。本病例在没有拔除第三磨牙的情况下，成功推磨牙向远中获得间隙排齐了牙列，其中就有青少年磨牙后区长度增长的功劳。

● 关于支抗的问题，由于本患者设计了上下颌磨牙同时远移，所以使用4个种植支抗钉，并且获得了很好的支抗效果。另外，种植钉与牙齿连接的方式有很多种，我们应该选择最有利于患者的连接方式。

● 对于本患者前牙深覆殆的矫治，由于附件设计合理，深覆殆打开很顺利。

● 前牙的Powe Ridge对前牙转矩控制有一定的作用。

### ◆ 结论

通过对本病例的矫治，我们发现对于处于生长发育期间的青少年，由于磨牙后区的长度增长，磨牙远移相对比较容易。配合G5或者水平矩形附件，深覆殆问题可以很好地解决。另外，种植支抗钉是隐形矫治中推上下颌磨牙的重要手段。

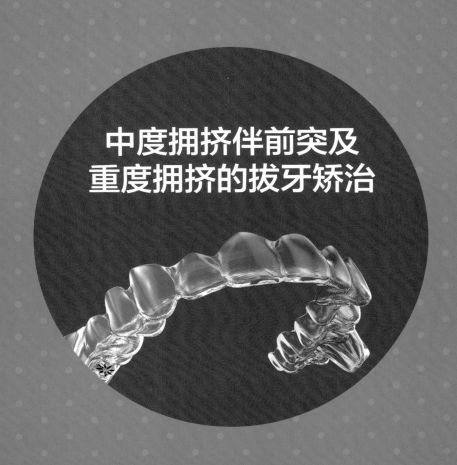

中度拥挤伴前突及
重度拥挤的拔牙矫治

# 03.

## 重度拥挤拔牙矫治

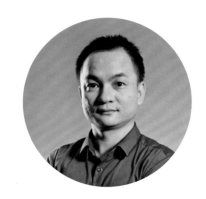

**麦理想　副教授**

中山大学光华口腔医学院附属口腔医院
正畸科

### ◆　一般情况

患者女，12岁。主诉"前牙不齐，咬合不好，要求矫治"。既往史无特殊。

### ◆　问题列表

- 骨性I类，偏高角型。
- 安氏II类错𬌗。
- 上下牙列拥挤。
- 前牙浅覆合覆盖。

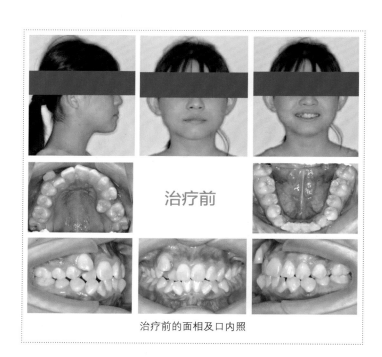

治疗前

治疗前的面相及口内照

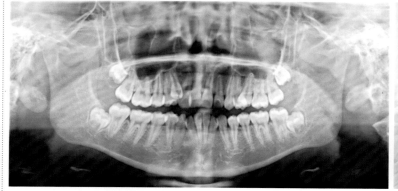

治疗前曲面断层片

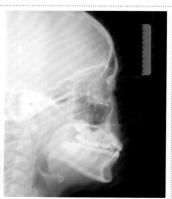

治疗前头颅侧位片

## ◆ 治疗方案及目标

- 拔除14、25、34、44。
- 排齐牙列。
- 控制上下前牙转矩。
- 控制后牙垂直向。

## ◆ 治疗过程

- 主动矫治时间：20个月；下颌42步，上颌42步。
- 上下牙列优化附件，下前牙Power Ridge及舌侧压力区控制转矩。
- 上前牙排齐，下前牙增加冠唇向转矩中度支抗内收，调整咬合关系。

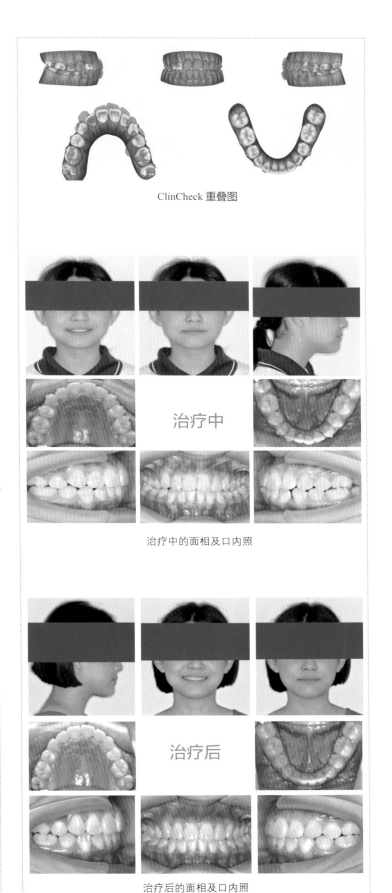

ClinCheck 重叠图

治疗中

治疗中的面相及口内照

治疗后

治疗后的面相及口内照

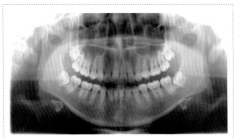

治疗后曲面断层片

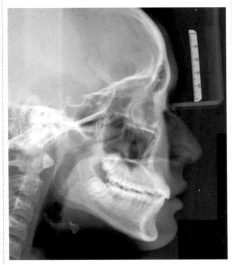

治疗后头颅侧位片

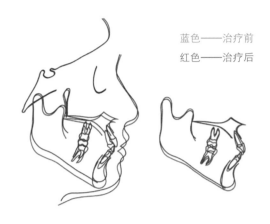

蓝色——治疗前
红色——治疗后

头影测量重叠图

### ◆ 治疗结果

　　上下牙列整齐，尖窝咬合情况良好；矢状向关系：磨牙中性关系，尖牙中性关系，前牙覆盖1mm；垂直向关系：前牙覆𬌗1mm，下颌Spee曲线平坦；横向关系：上下牙弓卵圆形，上下牙弓中线齐、宽度匹配。

### ◆ 治疗体会

　　• 三维向控制的宽度向控制，匹配上下牙弓的宽度；透明矫治器在青少年矫治中具有表达优势、简单精确。

　　• 垂直向的控制：透明矫治器为包绕式矫治器，利于后牙区垂直向控制，对于偏高角型患者有很好的效果。

　　• 前牙转矩的控制：上前牙整体内收，下前牙增加冠唇向转矩中度支抗内收。在关闭间隙的过程中逐步加大上下前牙转矩5~7度。对于青少年患者过矫治量的设计比成人要小。

　　• 良好的治疗过程监控，多使用咬胶或可戴矫治器进食，利于矫治表达、完美咬合的获取，使隐形矫治进程平稳高效。

　　• 青少年患者拔牙矫治，单纯使用透明矫治器，无任何附加矫治措施（无牵引、种植支抗等），无微调或中途重启。

# 04.

## 中度拥挤拔牙矫治

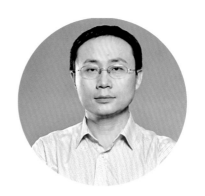

**舒广　副主任医师**

北京大学口腔医院第二门诊部
正畸科主任

◆ **一般情况**

　　患者女，18岁。初戴时间：2015年8月31日。

◆ **问题列表**

- 安氏：I类；骨型：I类均角。
- 凸面型。
- 深覆𬌗。
- 深覆盖。
- 上颌轻度拥挤，下颌中度拥挤。

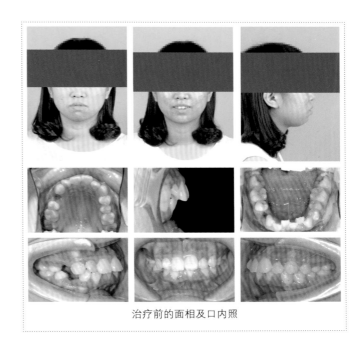

治疗前的面相及口内照

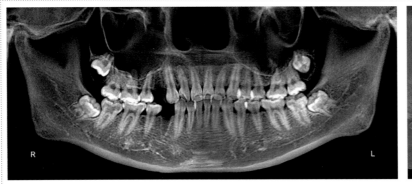

治疗前曲面断层片

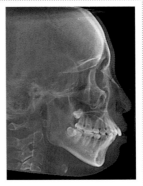

治疗前头颅侧位片

◆ 治疗计划

- 隐适美矫治。
- 拔除14、24、34、44。
- 强支抗设计。

◆ 治疗过程

- 上颌传统附件系统，下颌G6方案。
- 步骤：上颌支抗预备18步，下颌按照G6步骤，主动矫治步骤共50步。

◆ 治疗难度

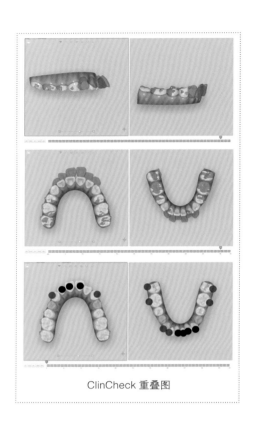

ClinCheck 重叠图

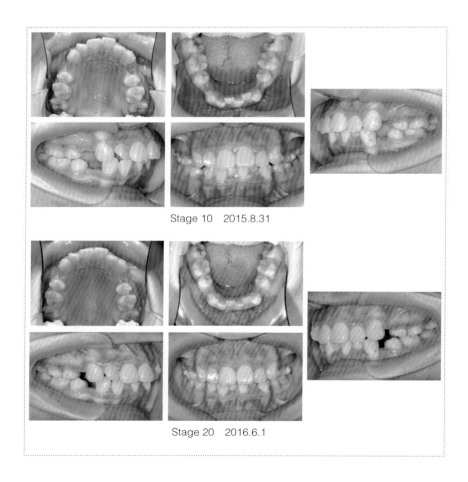

Stage 10　2015.8.31

Stage 20　2016.6.1

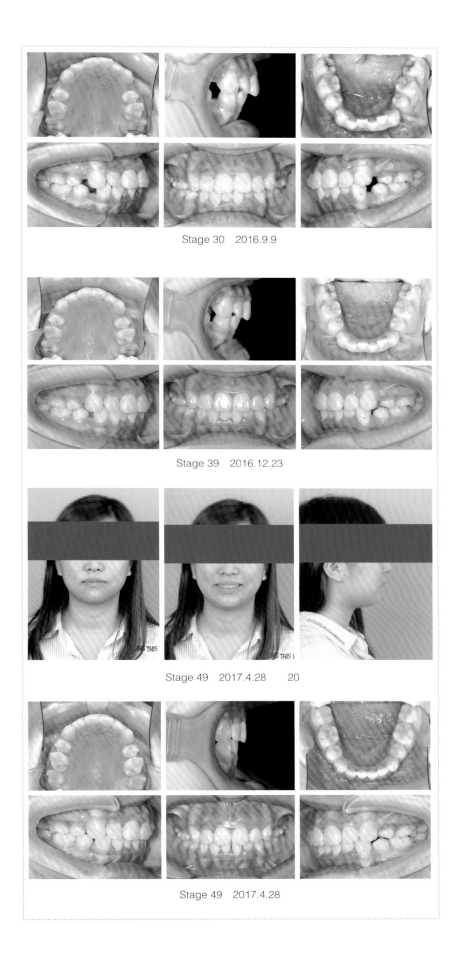

Stage 30　2016.9.9

Stage 39　2016.12.23

Stage 49　2017.4.28　　20

Stage 49　2017.4.28

初始与治疗中对比图：

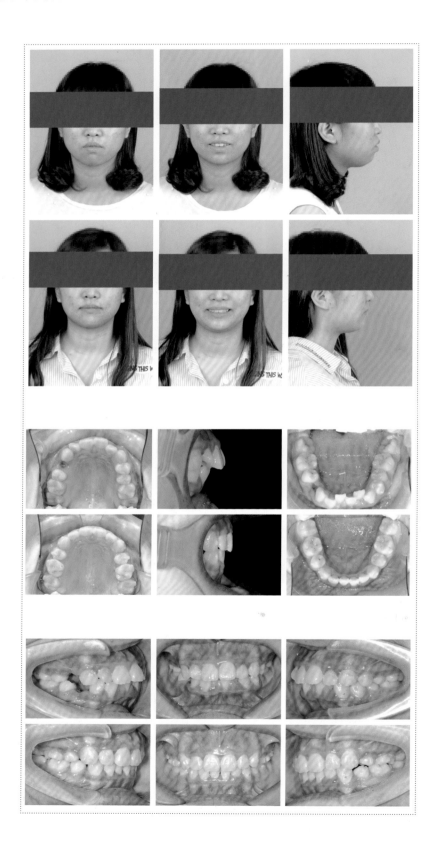

## ◆ 精调咬合细节

- 后牙咬合点。
- 进一步调整覆𬌗。
- 调整上前牙转矩。
- 关闭散隙。

精调主动共14步。

治疗结束：2018.3.30。

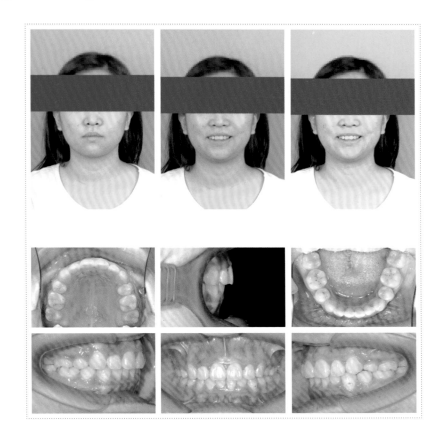

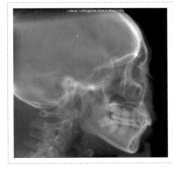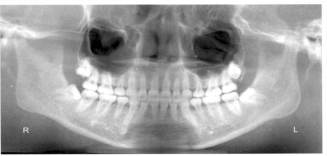

治疗中与治疗后对比：

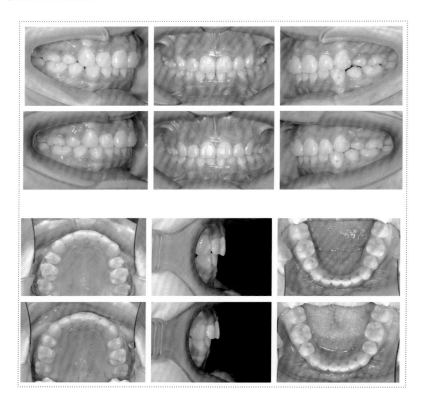

治疗前与治疗后对比：

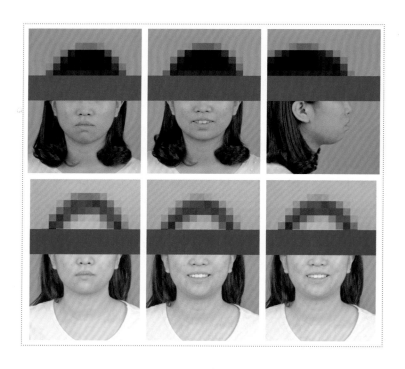

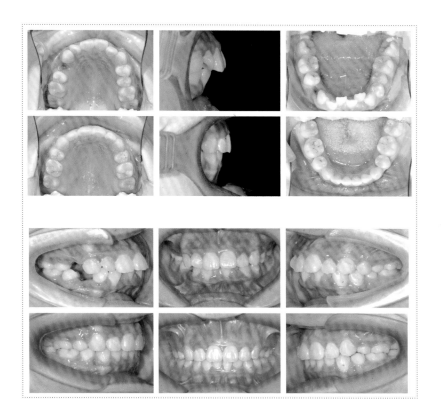

治疗前后头颅侧位片对比：

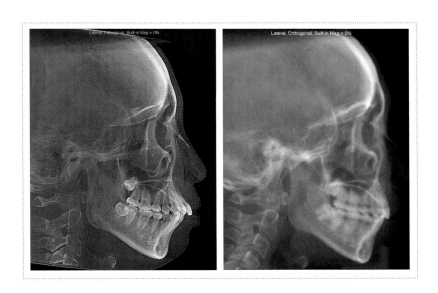

治疗前后头影测量重叠图：

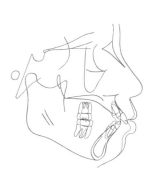 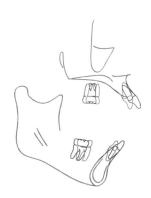

### ◆ 矫治体会

- 第一期主动治疗49步，历时20个月。没有使用种植支抗、片段弓和颌间牵引等辅助手段基本实现了强支抗控制。
- 精调阶段主动治疗14步+过矫治2步，历时8个月。
- 总疗程28个月，49+16共65步矫治器。

# 05.

## 重度拥挤拔牙矫治

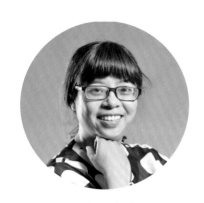

**李煌　教授**

南京大学医学院附属口腔医院
正畸科主任

### ◆ 一般情况

患者男，13岁。主诉"牙列不齐，数年求治"。

既往史：唇腭裂病史，否认系统病史，否认过敏史。

### ◆ 问题列表

- 安氏II类2分类错𬌗。
- 骨性I类错𬌗。
- 上下牙列重度拥挤。
- 前牙II度深覆𬌗。

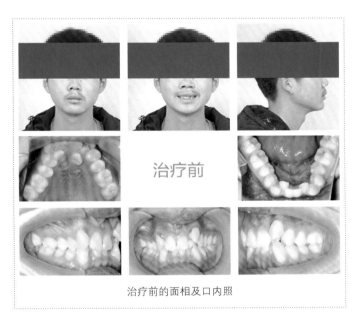

治疗前

治疗前的面相及口内照

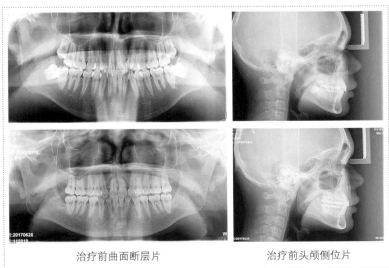

治疗前曲面断层片　　　　治疗前头颅侧位片

| 测量项目 | 正常值 | 治疗前 | 一阶段治疗后 | 变化 |
|---|---|---|---|---|
| SNA（°） | 81.9±3.2 | 82.2 | 83.9 | 1.7 |
| SNB（°） | 78.2±2.7 | 80.2 | 83.6 | 3.3 |
| ANB（°） | 3.7±1.9 | 2↓ | 0.3↓ | -1.7 |
| Wits Appraisal（mm） | -1±1 | -2.2↓ | -2.1↓ | 0.1 |
| MP-SN（°） | 34.6±4.1 | 31.1 | 29.4↓ | -1.7 |
| Y-Axis（SGn-SN）（°） | 63±3.7 | 68.2↑ | 65.8 | -2.4 |
| FMA（MP-FH）（°） | 31.8±4.4 | 24.7↓ | 22.7↓ | -2 |
| N-ANS（perp HP）（mm） | 51.3±3.2 | 48.9 | 47.7↓ | -1.2 |
| ANS-Me（perp HP）（mm） | 58.1±3.8 | 67.1↑ | 68.2↑ | 1.1 |
| S-Go（mm） | 71.3±4.3 | 84.4↑ | 86.3↑ | 1.9 |
| S-Go/N-Me（%） | 64.8±3.6 | 70↑ | 71.4↑ | 1.4 |
| ANS-Me:N-Me（%） | 53.1±2.3 | 57.8↑ | 58.8↑ | 1 |
| U1-L1（°） | 121.4±7.8 | 143.7↑ | 144.6↑ | 0.9 |
| U1-SN（°） | 106.7±4.7 | 102.6 | 102.8 | 0.2 |
| U1-NA（mm） | 4±1.9 | 3.7 | 3.5 | -0.2 |
| U1-NA（°） | 24.8±4.8 | 21.4 | 18.9 | -2.5 |
| L1-NB（mm） | 6±1.9 | 1.1↓ | 0.9↓ | -0.2 |
| L1-NB（°） | 30.1±5.7 | 13.9↓ | 16.2↓ | 2.3 |
| FMIA（L1-FH）（°） | 54.3±6.4 | 72.6↑ | 74.1↑ | 1.5 |
| IMPA（L1-MP）（°） | 93.9±6.2 | 82.6↓ | 83.2↓ | 0.6 |
| FMA（MP-FH）（°） | 31.3±5 | 24.7↓ | 22.7↓ | -2 |
| Upper Lip to E-Plane（mm） | 3.5±1.7 | 1↓ | 0.1↓ | -0.9 |
| Lower Lip to E-Plane（mm） | 4.3±2 | 0.6↓ | -0.4↓ | -1 |
| Z Angle（°） | 67.2±4.3 | 74.9↑ | 80.4↑ | 5.5 |
| FH-N'Pg'（°） | 87.4±2.3 | 90.3↑ | 93.3↑ | 3 |
| Soft Tissue Profile（°） | 165.5±4.8 | 167.4 | 168.8 | 1.4 |

◆ 治疗方案及目标

- 口腔卫生宣教。
- 拔除12、22、62、34、44。
- 扩弓（在尖牙、前磨牙及磨牙区设计扩弓，每个区域不超过2mm）。
- 排齐整平上下牙列。
- 下颌保持前牙直立状态，利用生长潜力诱导下颌向前，同时拉下磨牙向前，建立I类磨牙咬合关系。
- 正畸矫治结束后，上颌尖牙配合修复治疗代替侧切牙。
- 保持。

## ◆ 治疗过程

• 已实现的治疗目标：解除了深覆𬌗，实现了牙弓扩展（牙弓由尖圆形扩展至卵圆形），解除了上下颌重度拥挤，磨牙关系达到I类关系。下颌骨有一定的差异性生长。

• 至今治疗时间：18个月。

• 已使用矫治器数量：上颌，24；下颌，53。

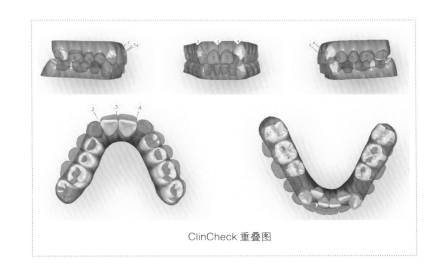

ClinCheck 重叠图

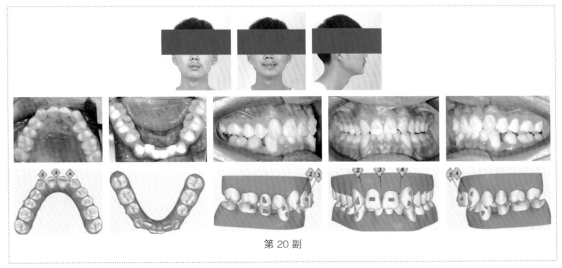

第 20 副

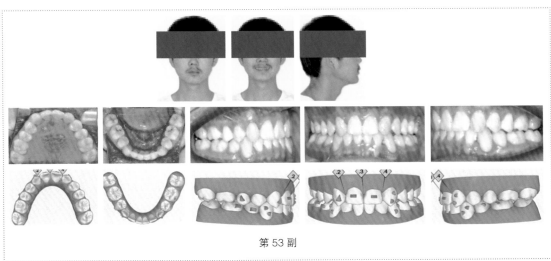

第 53 副

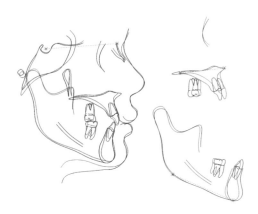

头影测量重叠图

◆ 治疗体会

目前，隐形矫治的适应证在逐步扩大，但对于拉磨牙向近中的拔牙病例仍存在争议。在前移磨牙的过程中，容易造成磨牙前倾的问题。本例患者存在重度的牙列拥挤，上下前牙直立，前牙为内倾性深覆𬌗，且两侧磨牙为完全远中关系。如何解除拥挤，排齐牙列，保持前牙的转矩角度，达到I类磨牙关系，这给正畸医生提出了很大的挑战，也属于隐形矫治中难度较大的病例。

本例患者上颌牙列重度拥挤并伴有12、22的严重腭侧错位，我们采用简化治疗拔除12、22，排齐牙列，但矫正结束后需要对13、23进行修复治疗，调改形态。同时，为了促进下颌的差异性生长，上颌我们设计了扩弓治疗，将牙弓调整为卵圆形。

本例患者下颌牙列也存在重度拥挤，下前牙角度治疗，磨牙关系为完全II类。根据以往研究报道，针对拔除前磨牙的隐形矫治病例，磨牙整体移动要求不大时，可依靠移动牙的自身倾斜移动占据拔牙间隙，恰当地使用附件就能够实现矫治目的。但是，如果磨牙需要较大范围的整体移动，往往需要配合片段弓、种植钉或舌侧金属板等固定装置来增强支抗，或者在隐形矫治完成后用固定矫治器对倾斜牙齿重新进行调整。本例患者我们第一次尝试用隐形矫治来前移磨牙。我们在解除拥挤的同时，在下颌前牙预加了10~15度的正转矩，同时配合下颌磨牙的近中移动，以改善上下颌的咬合关系。患者在矫治过程中配合良好，并未出现磨牙前倾的情况。

最后，患者的生长发育潜力也是取得良好矫治结果和获取I类咬合关系的关键。在临床过程中，患者在上颌扩弓后，下颌自然前伸达到了磨牙的远中尖对尖关系，后期再辅助磨牙的前移，最终实现了从完全II类到磨牙I类的咬合关系改变。从头影测量值来看，上下颌骨同时向前生长（SNA 和SNB分别增加了1.7度和3.3度）。患者下颌骨的差异性生长是取得矫治成功的关键。

# 06.

## 重度拥挤拔牙矫治

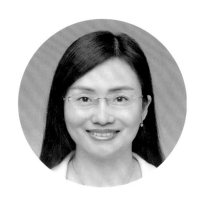

**骆英　博士，主任医师**

杭州口腔医院庆春分院
院长

### ◆ 一般情况

患者女，担心牙齿排列不整齐会影响自己的笑容，因而要求通过排齐切牙来改善笑容。她不想接受固定矫治器系统治疗，因此，我们建议她选择透明矫治器进行治疗。

### ◆ 临床表现

患者存在双颌前突和上下颌前牙区域拥挤的症状。

### ◆ 问题列表

- 面型稍突。
- 深覆𬌗深覆盖。
- 左侧磨牙近中关系。
- 中重度拥挤。
- 下中线偏斜。
- 17、47正锁𬌗。

诊断：安氏Ⅲ类亚类错𬌗畸形。

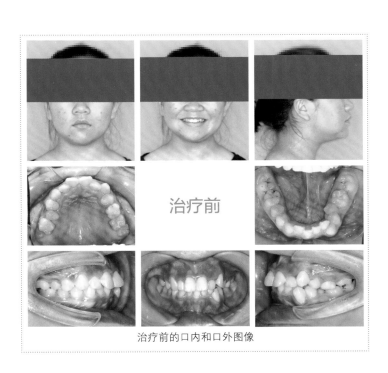

治疗前

治疗前的口内和口外图像

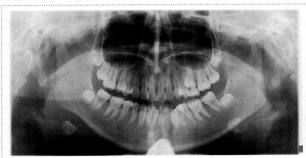

治疗前曲面断层片

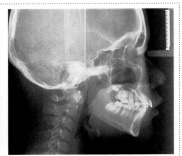

治疗前头颅侧位片

### ◆ 治疗目标

- 排齐整平牙列。
- 内收上下前牙改善前牙突度，改善侧貌。
- 建立双侧磨牙中性关系，对齐上下中线。
- 纠正17、47正锁𬌗。

### ◆ 治疗方法

主动治疗时间为30个月。

初始阶段使用的矫治器：

- 56副上下颌矫治器，每副矫治器佩戴14天。

初始阶段的附件：

- 13、23、43放置优化控根附件，16、17、26、36、46放置传统水平矩形附件，15放置传统垂直矩形附件，43、45放置优化去扭转附件，12、22放置咬合导板。
- 13、23、33、43近倾3～7°，15、25、35、45远倾0.5～17°，保证拔牙隙近远中根平行。

上颌拔牙隙用于内收前牙4mm，下颌拔牙隙用于排齐和整平，内收小于1mm。

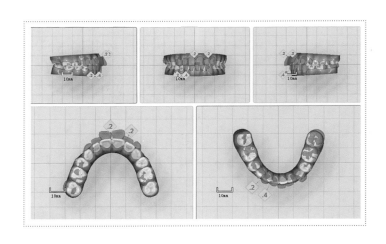

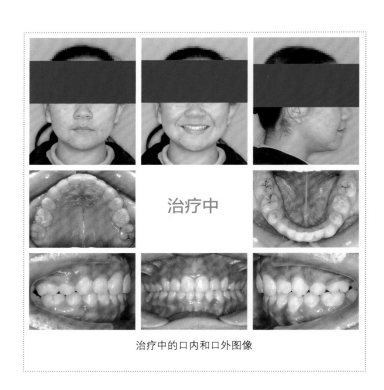

治疗中

治疗中的口内和口外图像

颌间牵引：

牙位33至26使用安氏 III 类牵引。

微调阶段使用的矫治器：

● 31副上下颌矫治器，每副矫治器佩戴10天。

微调阶段的附件：

● 12、13、22、23、35、45放置优化牙根控制附件，15、16、17、26、27、36、37、46、47 放置传统水平矩形附件，33放置传统垂直矩形附件，25放置优化伸长附件。

◆ 治疗结果

患者对治疗结果满意。实现了以下治疗目标：

● 牙列拥挤问题得到解决。

● 中线对齐。

● 切牙后缩。

● 矫正患者突出的面部侧貌，从而改善其笑容。

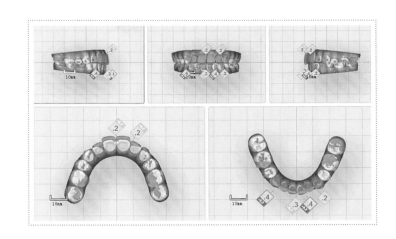

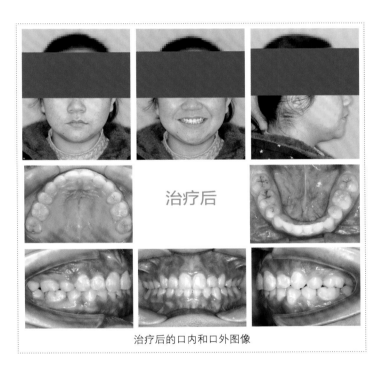

治疗后的口内和口外图像

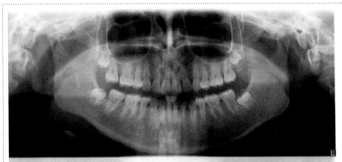

治疗后曲面断层片

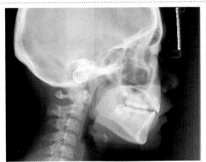

治疗后头颅侧位片

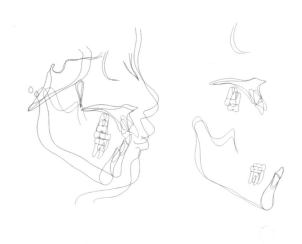

**头影测量重叠图**

保持装置：

- 除用餐时间外，全天佩戴上下颌 Vivera 保持器。

## ◆ 总结体会

- 乳牙滞留者可以等待至替换完成，保证一定的牙冠长度后取模设计。
- 后牙扭转和台阶可以在取模前短期片段弓排齐整平。
- 该患者后牙冠短，通过咬胶训练能获得很好的牙套贴合，保证了治疗效果。
- 左7的正锁𬌗单纯通过牙套施力纠正。
- 前牙内收过程中，为确保整体移动，建议给与前牙根舌向转矩并且过矫正。
- 在保证前牙整体移动的过程中，压低前牙设计过矫正。

## ◆ 结论

- 深覆𬌗的矫正不仅需要依赖上下前牙设计的压低移动，拔牙内收病例更要保证内收过程中前牙转矩的过矫正设计和拔牙隙近远中邻牙轴倾度的过矫正设计，在保证前牙转矩和拔牙隙近远中根平行的条件下，才能实现牙弓整平。
- 为保证前牙压低的实现，后牙以及尖牙最好设计固位强的矩形附件。
- 如果青少年牙依从性好，一些复杂的牙移动也能完成。

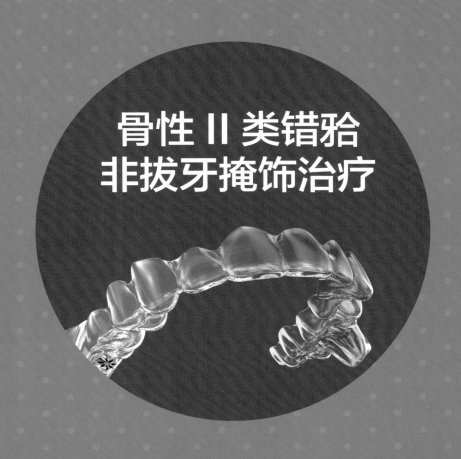

骨性 II 类错殆
非拔牙掩饰治疗

# 07.

## 骨性Ⅱ类高角，上颌前突下颌后缩的掩饰矫治

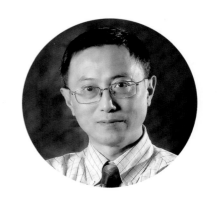

**李小兵　教授**

四川大学华西口腔医院
华西儿童口腔与正畸系儿童早期矫治专科主任

### ◆ 一般情况

患者女，9岁，小学生。主诉"前牙突"。要求更舒适的矫治方案，要求隐形矫治。既往史无特殊。

### ◆ 问题列表

- 颏位明显后缩，颏肌紧张。
- 安氏Ⅱ类。
- 骨性Ⅱ类，垂直生长型。
- 混合牙列晚期，65牙未替换，龋坏。
- 上下颌轻度拥挤。
- 前牙Ⅰ度深覆𬌗，Ⅲ度深覆盖。
- 面部不对称，下中线左偏1mm。

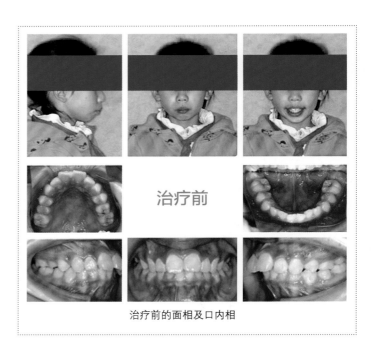

治疗前的面相及口内相

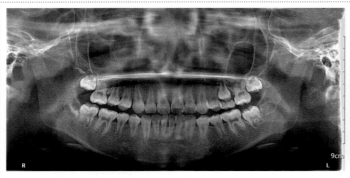

治疗前曲面断层片

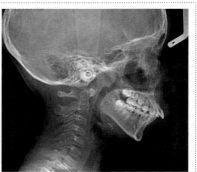

治疗前头颅侧位片

## ◆ 治疗目标

- 排齐上下牙列。
- 内收前牙，解除深覆盖。
- 纠正下中线左偏。
- 调整磨牙关系至I类关系，上下牙列紧密咬合。

## ◆ 治疗过程

- 总共两个阶段。
- 第一阶段主动矫治，时间为16个月，矫治器数量为29 U/L。

在该阶段的治疗中，根据情况进行了上前牙适当的IPR，同时在第10步开始进行早期的II类牵引，以协助上前牙的内收，调整磨牙关系。在治疗过程中，新萌的25牙在建𬴃过程中并未导致矫治器的不贴合。戴完第29步矫治器后，进入第二阶段精细调整阶段。

附件：优化控根附件、优化深覆𬴃附件和优化旋转附件。

- 第二阶段主动矫治时间为7个月，矫治器数量为16U/L。

该阶段中，将25牙纳入矫治，对患者右下前牙进行了适当的片切，协同不对称II类牵引，继续改善前牙覆𬴃覆盖，纠正患者下中线左偏。

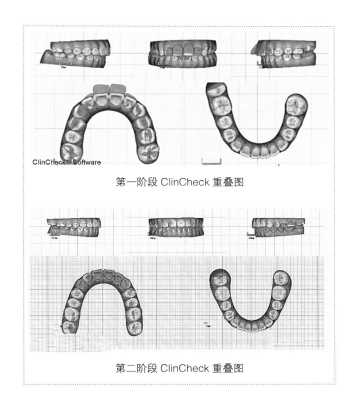

第一阶段 ClinCheck 重叠图

第二阶段 ClinCheck 重叠图

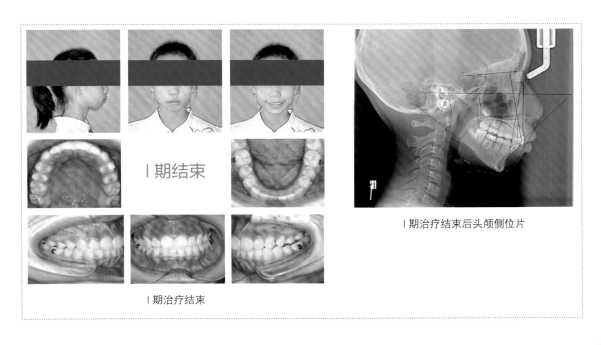

I期治疗结束

I期治疗结束后头颅侧位片

　附件：垂直矩形附件、优化控根附件、优化多平面控制附件和优化旋转附件。

- 保持阶段：全天戴用透明压膜保持器。

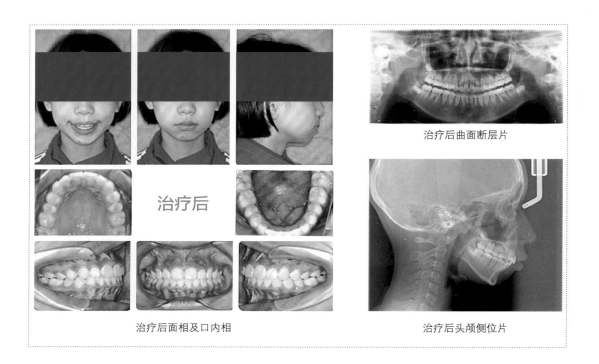

治疗后曲面断层片

治疗后

治疗后面相及口内相　　　　　治疗后头颅侧位片

### ◆ 总结体会

　　这是一例伴有深覆𬌗深覆盖的骨性II类高角患者，其下颌后缩，颏部发育不良，导致侧貌上严重的凸面型。关于本病例的治疗体会：

　1.Bite-jump

　　该患者为青少年，初诊侧位片提示我们，其下颌具有较大的生长发育潜能，因此早期使用II类牵引，能够较容易地实现Bite-jump，从而纠正II类磨牙关系。同时，该患者为垂直生长型，透明矫治器能够提供一定的垂直向控制，从而降低II类牵引所带来的副作用。

　2.牙弓形态

　　该患者上颌牙弓形态为尖圆形，下颌牙弓形态为卵圆形，上下牙弓形态不匹配，这提示我们上颌应该进行适当的扩弓，以解除上颌牙弓宽度不足对下颌前伸的限制，同时为内收上前牙，改善深覆𬌗深覆盖提供间隙。

### ◆ 结论

　　该患者的主要表现是前牙深覆𬌗深覆盖，磨牙、尖牙II类关系，上下颌轻度拥挤，骨性II类高角，主要是通过II类牵引、扩弓和IPR来纠正II类磨牙关系和前牙深覆𬌗深覆盖。该病例证明：青少年患者通过II类牵引和透明矫治器的垂直向控制，是能够实现我们的矫治目标的。同时，对于下颌后缩的青少年患者，我们在制订计划时，应准确评估患者剩余的生长发育潜力。

# 08.

## Ⅱ类下颌后缩，前牙深覆𬌗深覆盖的非拔牙的矫治

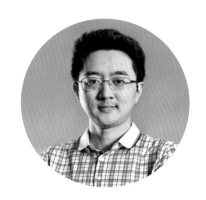

**李宇　教授**

四川大学华西口腔医院
正畸科副主任

### ◆ 一般情况

患者男，14岁。主诉"上牙前突，左侧咬合不好"。

### ◆ 问题列表

• 安氏Ⅱ类；Ⅲ度深覆𬌗，Ⅱ度深覆盖；27&37正锁𬌗。

• 骨性Ⅱ类，均角，平均生长型。

• 上唇正常，下唇略后缩，软组织颏部后缩。

• 生长高峰后期。

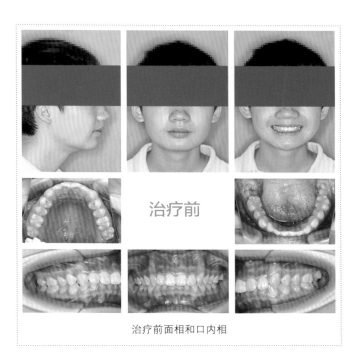

治疗前面相和口内相

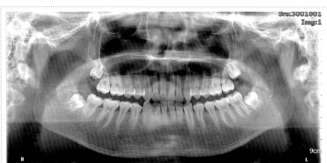

治疗前曲面断层片

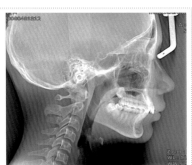

治疗前头颅侧位片

◆ 治疗目标

- 排齐上下牙列，改正27/37锁𬌗。
- 配合II类牵引，通过"咬合跳跃"整体前移下牙列达到磨牙中性关系。

◆ 治疗过程

- 总共2期治疗。每10天更换矫治器，II类牵引单侧3.5OZ力。
- I期（初期）治疗25步，完成后27/37锁𬌗已纠正，磨牙基本达到中性关系，与预期结果高度吻合。
- II期（微调）治疗14步，继续改善咬合关系。

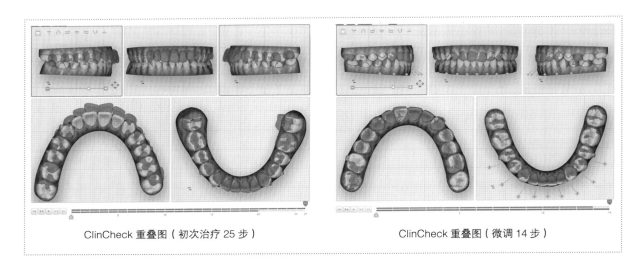

ClinCheck 重叠图（初次治疗 25 步）　　　　　　ClinCheck 重叠图（微调 14 步）

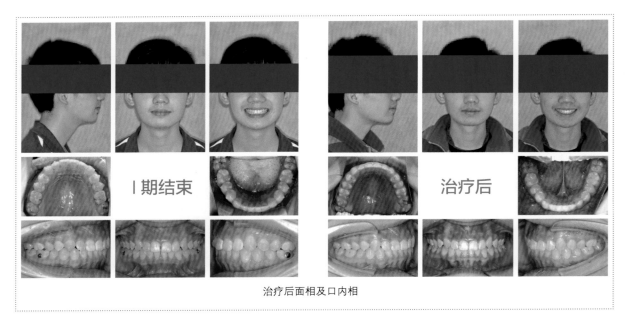

治疗后面相及口内相

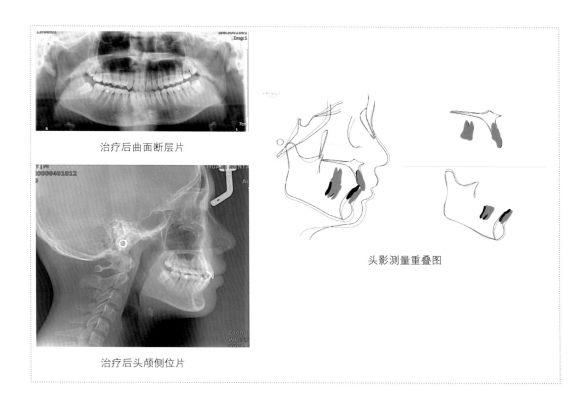

治疗后曲面断层片

治疗后头颅侧位片

头影测量重叠图

## ◆ 总结体会

• 磨牙锁𬌗的改正：固定矫治常用颌间交互牵引改正磨牙锁𬌗，往往会因牵引的垂直向分力出现磨牙伸长的效应，既增加了改正锁𬌗的难度，同时又会出现磨牙伸长致下颌后下旋的副作用。该病例利用透明矫治器𬌗垫效应避免了磨牙伸长，未进行交互牵引，高效地改正了27&37的正锁𬌗。其要点为27颊侧、37舌侧设计了固位附件。

• 矢状向调整：该病例尽管已过生长发育高峰期，但男性有较大潜力，利用颌间Ⅱ类牵引实现"咬合跳跃"达到了尖牙、磨牙中性关系及正常覆盖。更令人惊喜的是，固定矫治中Ⅱ类牵引容易造成的下前牙唇倾问题并未出现，证明此病例中透明矫治器对下前牙的转矩控制十分理想。

## ◆ 结论

透明矫治器对于磨牙锁𬌗改正和青少年Ⅱ类错𬌗非拔牙矫治有优势。

# 09.

## 骨性Ⅱ类高角，上颌前突下颌后缩的掩饰矫治

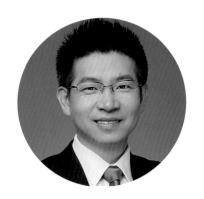

**宋扬 博士**

赛德阳光口腔医疗集团

◆ 问题列表

- 安氏Ⅱ类磨牙和尖牙关系。
- 前牙覆盖达8mm。
- Ⅲ度深覆殆。
- 牙弓狭窄。
- 前牙散在间隙。
- 下颌后缩。

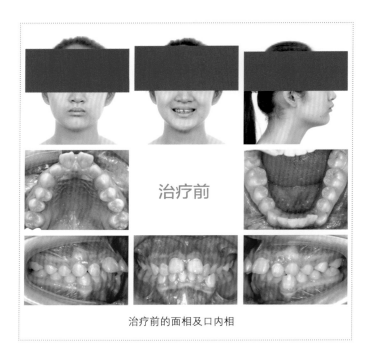

治疗前

治疗前的面相及口内相

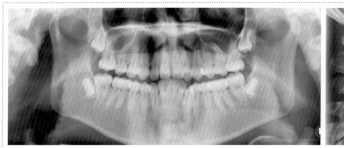

治疗前曲面断层片

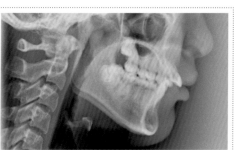

治疗前头颅侧位片

◆ 治疗目标

- 上下牙列扩弓解除下前牙拥挤并内收上前牙。
- 关闭上前牙散在间隙。
- 相对压低下前牙，整平Spee曲线同时减轻前牙深覆𬌗。
- 内收上前牙并促进下颌前伸，纠正深覆盖。

◆ 治疗过程

在本病例的矫正过程中，从戴用第二副矫治器开始就配合使用II类颌间牵引并持续整个治疗过程。II类牵引的使用对青少年病例纠正II类颌间关系和减轻前牙深覆盖非常有帮助。如果使用固定矫治技术，II类牵引一般需要等到治疗一段时间后，过渡到硬弓丝阶段才能使用，否则可能造成弓丝弯曲，下颌曲线加深和前牙覆𬌗加重。而使用隐形矫治技术，我们可以在早期就开始使用颌间牵引，从而尽快改善患者的颌间关系及促进下

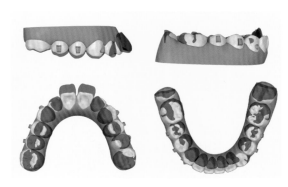

ClinCheck 重叠图

颌向前。另一方面，早期使用颌间牵引促进下颌向前，也可以避免传统矫治技术中使用Twin Block等方法因下颌曲线尚未整平造成的早期后牙开𬌗。不仅如此，由于透明矫治器具有后牙𬌗垫功能，在颌间牵引的同时可以避免上下牙列之间的咬合干扰，从而更有利于下颌前导的顺利进行。这也是隐形矫治技术相对于固定矫治技术的优势之一。

- 本病例矫治时间为15个月。
- 第一次矫治共使用30副上颌矫治器和31副下颌矫治器。
- 上下颌前磨牙区使用长度为3mm的垂直矩形附件，尖牙使用优化附件。
- 精调期共使用14副上颌矫治器和19副下颌矫治器。前牙区使用Power Ridge。
- 使用压膜保持器进行保持。
- 上前牙区设计0.2mm的IPR消除前牙黑三角。

◆ 治疗结果

为期15个月的隐适美治疗取得了非常好的矫治效果。患者的侧貌由凸面型改为直面型，原有的下颌后缩通过有效的下颌前伸得以改善。严重的前牙深覆𬌗与深覆盖得到纠正。前牙深覆盖的改善来自于扩弓、关闭前牙散在间隙、下颌前移以及上前牙舌向倾斜和下前牙唇倾。深覆𬌗的纠正则通过整平下颌Spee曲线及下前牙相对压低实现。

针对青少年前牙深覆𬌗深覆盖病例的治疗策略：

1. Staging

在压低下前牙整平Spee曲线时，应首先增加下前牙根舌向转矩再压低下前牙，确保下前牙沿着

牙根长轴方向压低，避免压低过程中可能遇到的下前牙区的骨皮质阻力。

### 2. 颌间牵引

对于下颌后缩的青少年患者，应尽早使用II类颌间牵引并将牵引持续整个矫治过程。

### 3. 附件

对于较深下颌Spee曲线的患者，为了在压低前牙时后牙又有足够固位，前磨牙区应采用传统矩形附件。Power Ridge是增加前牙根舌向转矩的有效工具。

### 4. Bite jump

对于青少年下颌后缩患者，通过有效的II类颌间牵引有可能获得显著的Bite jump效果。

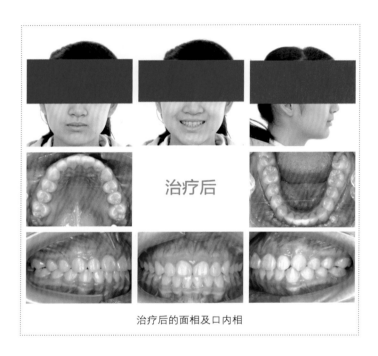

治疗后的面相及口内相

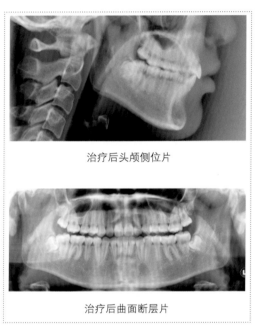

治疗后头颅侧位片

治疗后曲面断层片

### ◆ 总结体会

对于前牙深覆𬌗深覆盖伴随下颌后缩的青少年病例，我目前首选隐形矫治技术。尽早使用II类颌间牵引可以在短时间内有效改善前牙覆𬌗覆盖和面形突度，避免了传统固定矫治技术序列更换弓丝的漫长过程。透明矫治器的𬌗垫效果也有利于在下颌前导过程中避免上下牙之间的牙尖干扰，下颌前导的过程中可以整平下颌Spee曲线和排齐牙列，这也是隐形矫治技术相对于传统功能矫治器的优势之一。

### ◆ 结论

本病例为II类尖牙和磨牙关系的青少年病例，临床检查可见凸面型、下颌后缩和轻微开唇露齿。口内检查显示上前牙唇倾，严重的前牙深覆𬌗深覆盖，牙弓狭窄，上前牙散在间隙，较深的下颌Spee曲线。治疗方案包括扩展牙弓、关闭散在间隙、内收上前牙、整平Spee曲线和导下颌向前。为期15个月的透明矫治器治疗取得了良好的治疗效果，患者面形得到明显改善，前牙深覆𬌗深覆盖得以纠正，实现尖牙磨牙I类关系，这提示隐形矫治技术可以快速有效地治疗青少年前牙深覆𬌗深覆盖伴下颌后缩的病例。

# 10.

## II 类下颌后缩，前牙深覆殆深覆盖的矫治

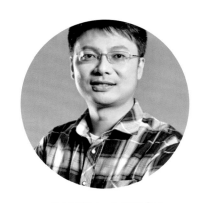

**吴拓江　副教授**

昆明蓝橙齿科
主任

### ◆ 一般情况

患者女，17岁。要求矫治牙列不齐。

### ◆ 问题列表

• 颌骨：骨性II类，下颌发育不足，低角。

• 咬合：安氏II类，尖对尖咬合，上下前牙唇倾，深覆盖5mm，深覆殆80%。

• 牙列：上下颌牙列拥挤，上牙弓方圆形，下颌Spee曲线陡。

• 诊断：恒牙列，安氏II类，低角，下颌后缩，牙列拥挤，前牙深覆殆深覆盖。

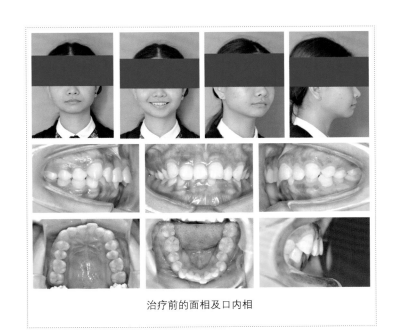

治疗前的面相及口内相

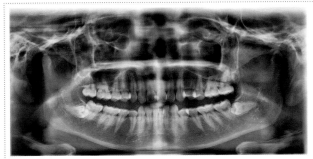

治疗前曲面断层片

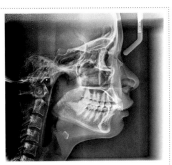

治疗前头颅侧位片

### ◆ 矫治方案

- 非拔牙矫治。
- 目的：纠正深覆𬌗深覆盖以及牙列拥挤。
- 目标位：尖牙磨牙I类关系，建立0mm覆𬌗，1.5mm覆盖，维持上颌中线，尽量将下颌中线与之对齐。右下颌中切牙内收1mm。
- 获得间隙的方式：
  上下颌磨牙远中移动；
  扩弓；
  IPR，每个位点不超过0.3mm。
- 附件设计：
  上颌尖牙到下颌第一磨牙II类牵引；
  上颌切牙区设置Bite ramps。
- 步骤：
  深覆𬌗的纠正以前牙压低为主（占80%），前磨牙升高为辅（占20%）；
  下颌前牙压低时，先压低切牙，再压低尖牙，在压低尖牙阶段，在下前牙增加固位附件。

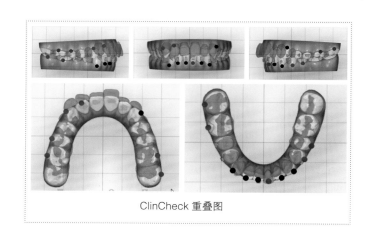

ClinCheck 重叠图

### ◆ 治疗过程

采用隐适美Teen系列矫治器，在上颌第一磨牙开始远移的时候，开始使用II类牵引。2015年6月开始矫治，2017年6月提交附加矫治器。

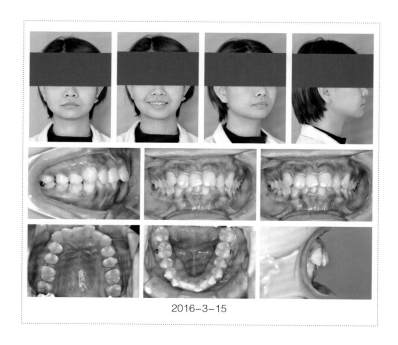

2016-3-15

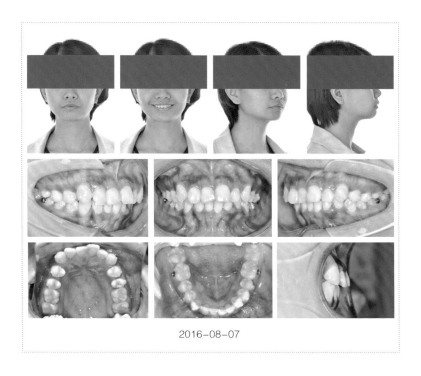

2016-08-07

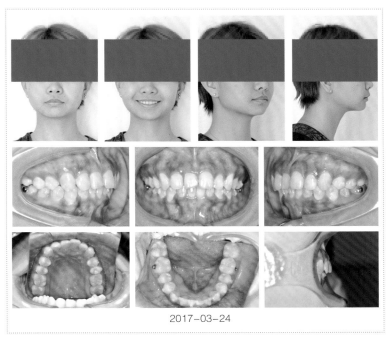

2017-03-24

治疗中照片

◆ 总结体会

　　磨牙远移是有效的纠正II类关系的矫治手段，对于牙弓尖圆形患者配合牙弓扩大，对于允许IPR的患者配合IPR，可以获得较好的疗效。但该病例牙弓为方圆形，不具备扩弓潜力，也不是IPR的理想适应证。磨牙远移的量比较多。该病例由于没有上颌第三磨牙的阻挡，适宜磨牙远移。矫治中的确也改善了磨牙远中关系。覆𬌗的打开在这个病例上也是难点，前后牙弓段之间有较大的台阶。因此，设计了分步移动，同时考虑到压入支抗的要求，将前牙区的压入划分成切牙压入阶段和尖牙压入阶段，被压入的牙齿邻牙设计支抗附件。缺点是在矫治中会出现尖牙高耸的情况，对美观有一定影响，现在的通行做法是使用蛙跳式压入，兼顾疗效与美观。此外，在压入移动开始之前，需要确认压入牙所在区域有一定的空间，如果没有空间，压入移动也是难以实现的。

### ◆ 总结

磨牙远移需要消除阻力，并利用对颌作为支抗。前牙的压入需要在有空间的前提下，设计合理支抗单元才能有效实现。

# 11.

## 轻度拥挤非拔牙矫治

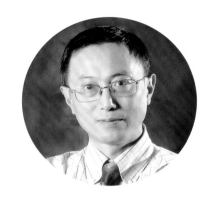

**李小兵　教授**

四川大学华西口腔医院
华西儿童口腔与正畸系儿童早期矫治专科主任

### ◆ 一般情况

患者女，10岁。主诉"下牙后缩"。对美观要求高，要求隐形矫治。既往史无特殊。

### ◆ 问题列表

- 骨性II类，平均生长型。
- 安式II类1分类。
- II度深覆𬌗，深覆盖6mm。
- 上下牙列轻中度拥挤。
- Spee曲线深度：3mm。

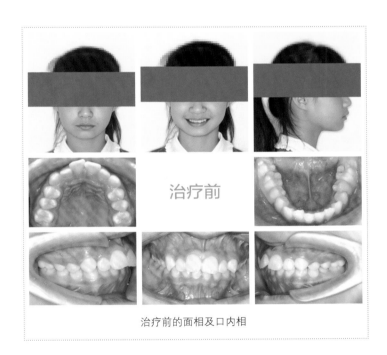

治疗前
治疗前的面相及口内相

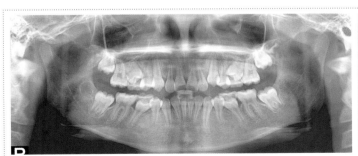

治疗前曲面断层片

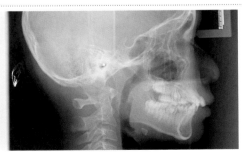

治疗前头颅侧位片

◆ **治疗目标**

- 压低下前牙的同时升高后牙，整平Spee曲线，打开咬合，解除深覆𬌗。
- 利用Bite jump（使用II类牵引）前导下牙列，调整磨牙II类关系至I类，解除深覆盖。
- 后期精细调整咬合。

◆ **治疗过程**

- 主动矫治时间为28个月。
- 第一阶段矫治器数量：27U/L。
- 第一阶段的附件使用：矩形附件、优化控根附件、优化伸长附件和优化扭转附件。
- 精细调整阶段矫治器数量：15U/L。
- 精细调整阶段继续使用优化伸长附件打开咬合。
- 保持阶段：全天戴用透明压膜保持器。

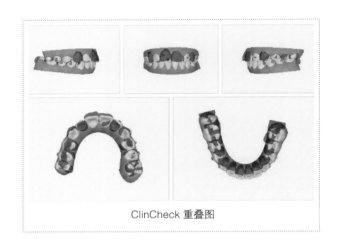

ClinCheck 重叠图

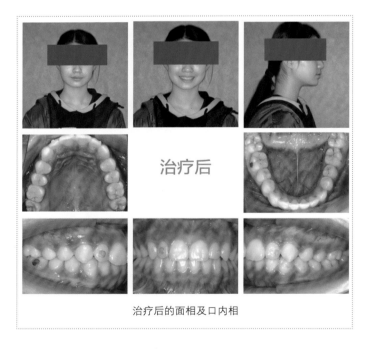

治疗后

治疗后的面相及口内相

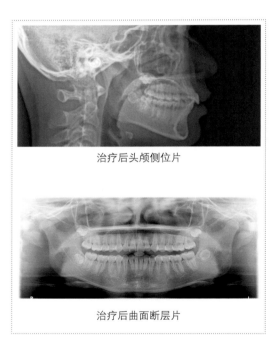

治疗后头颅侧位片

治疗后曲面断层片

◆ **总结体会**

本病例患者配合程度尚可，但因患者治疗过程中出国学习一年，导致治疗时间延长至28个月。关于本病例有两点体会：

### 1. Bite jump

该患者为青少年，尚有下颌生长发育潜能，因此使用II类牵引可以很容易地实现Bite jump，协助纠正II类磨牙关系。同时隐适美可提供更好的垂直向控制，因此可避免一些II类牵引带来的副作用。

### 2. 打开咬合

在青少年患者中,可以使用压低前牙和升高后牙相结合的方式整平Spee曲线，打开咬合。隐适美系统的下前牙压低区以及优化伸长附件的使用，可以高效地协助打开咬合。

总的来说，透明矫治器可以很好地用于青少年II类患者的矫治。

### ◆ 结论

该病例的主要临床表现是尖牙磨牙II类关系、II度深覆𬌗、6mm覆盖和轻微拥挤。伸长后牙和压低下颌前牙相结合以整平Spee曲线并解除深覆𬌗。使用II类牵引和"咬合跳跃"以纠正II类磨牙关系和6mm覆盖。该病例证明青少年患者通过使用II类牵引和良好的垂直向控制，可以纠正II类关系。我们也可以相信，透明矫治器对于II类青少年患者来说是一个很好的选择。

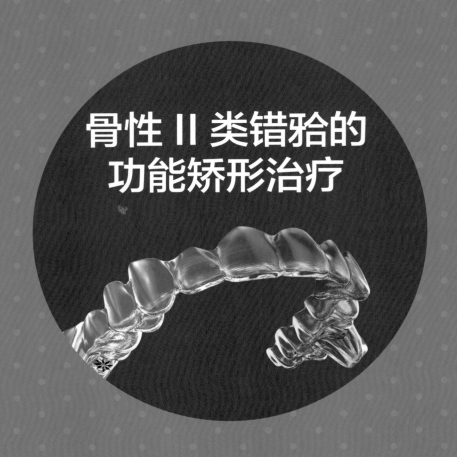

骨性 II 类错𬌗的
功能矫形治疗

# 12.

## 骨性 II 类前导下颌的 MA 功能矫治

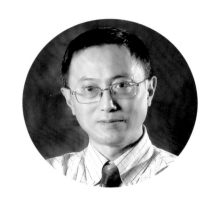

**李小兵　教授**

四川大学华西口腔医院
华西儿童口腔与正畸系儿童早期矫治专科主任

### ◆ 一般情况

　　患者男，9岁，小学生。主诉"牙列不齐"。口腔检查可见下颌后缩，安式II类亚类磨牙关系，前牙深覆盖5mm，轻度牙列拥挤，下中线不齐。无颌面部外伤史，否认口腔不良习惯，既往无正畸治疗史。要求行无托槽隐形矫治。

### ◆ 问题列表

- 下颌后缩。
- 左侧I类尖牙、磨牙关系，右侧II类尖牙、磨牙关系。
- 前牙深覆盖5mm。
- 上前牙不齐，轻度牙列拥挤。
- Spee曲线深度：3mm。
- 下中线右偏3mm。

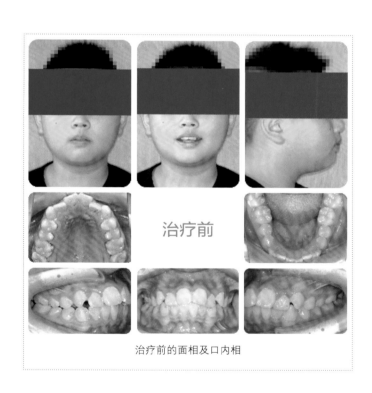

治疗前

治疗前的面相及口内相

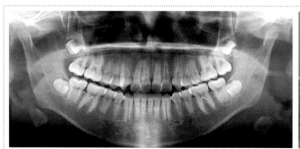

治疗前曲面断层片

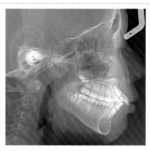

治疗前头颅侧位片

### ◆ 治疗过程

- I期矫治：

  咬合障碍：12、22舌侧错位，功能障碍，下颌位置后缩。

  上下牙弓形态不协调：上牙弓尖，下牙弓圆。

  导下颌向前矫治：排齐排圆上下牙弓，R扩弓，1.3mm，L扩弓，2.3mm，去除功能障碍，前导下颌。

  Spee曲线：压低前牙，下前牙前倾。

  面型改善。

- II期调整：

  伸长后牙，纠正后牙轻度开𬌗，平整牙弓。

  适当内收前倾下前牙。

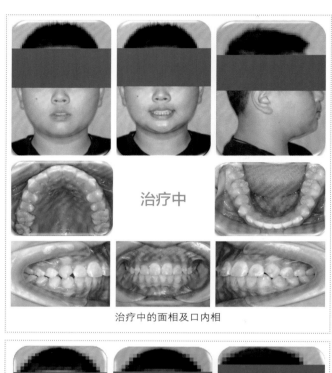

治疗中

治疗中的面相及口内相

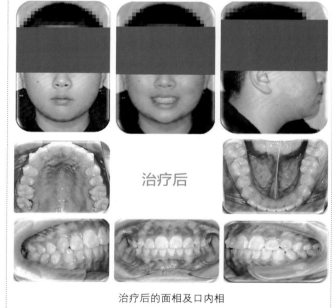

治疗后

治疗后的面相及口内相

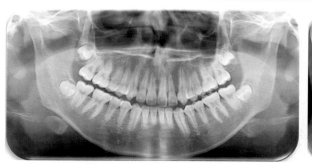

治疗后曲面断层片

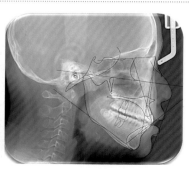

治疗后头颅侧位片

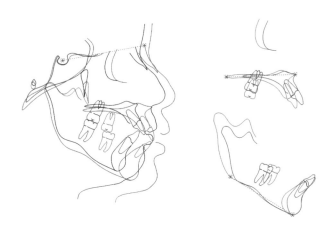

头影测量重叠图

### ◆ 结论

患者为男性，9岁。主要问题为下颌后缩，磨牙安氏Ⅱ类亚类关系，前牙深覆盖5mm，轻度牙列拥挤，下中线不齐。治疗方案为轻度扩弓解除拥挤，排齐牙列，同期采用导下颌向前，解决前牙深覆盖、Ⅱ类磨牙关系及下颌后缩的问题。本病例证实透明矫治器导下颌向前可高效地解决青少年骨性Ⅱ类下颌后缩的问题。

### ◆ 总结体会

本病例证实透明矫治器导下颌向前可高效地解决青少年骨性Ⅱ类下颌后缩的问题。MA类似于经典的Herbst Ⅱ类功能矫治，无须患者戴用橡皮筋，分步导下颌向前，可在青春期患者中实现功能矫形的作用。但由于透明矫治器佩戴于牙列，在导下颌向前的过程中，不可避免地会出现牙列的代偿性前移。透明矫治器导下颌向前的另一个优势是，由于透明矫治器为全覆盖式，可更好地实现垂直向的控制。

# 13.

## 骨性 II 类前导下颌的 MA 功能矫治

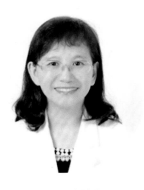

**罗秋美　教授**

台湾国防医学大学

◆ **一般情况**

　　患者男，13岁，前来我的诊所就诊。主诉"切牙前突，牙齿拥挤，下颌后缩且伴有深覆𬌗"。

◆ **问题列表**

- 两侧磨牙和尖牙为安氏 II 类关系。
- 上下牙弓呈抛物线弧形。
- 中切牙7.5mm覆盖。
- 70%的深覆𬌗。
- 上下牙弓中度牙列拥挤。
- 上颌切牙唇倾。
- 下颌后缩。

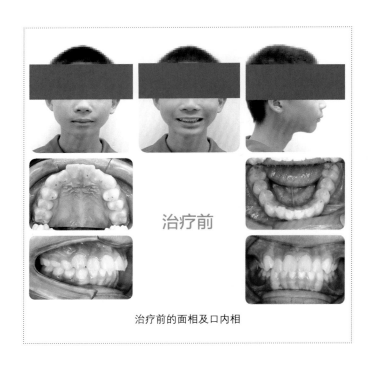

治疗前

治疗前的面相及口内相

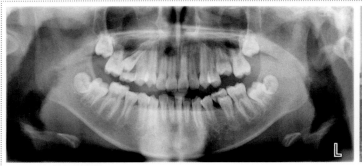

治疗前曲面断层片

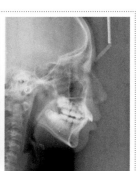

治疗前头颅侧位片

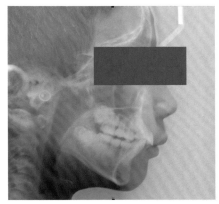

| Maxilla to Cranial Base | | | | | | | | |
|---|---|---|---|---|---|---|---|---|
| SNA (? | 83.6 | 82.0 | 3.5 | | 70 | 80 | 90 | |
| Mandible to Cranial Base | | | | | | | | |
| SNB (? | 77.4 | 77.7 | 3.2 | | 70 | 80 | 90 | |
| SN - MP (? | 36.0 | 32.9 | 5.2 | 15 | 30 | 45 | | |
| FMA (MP-FH) (? | 33.3 | 28.5 | 4.5 | 10 | 20 | 30 | 40 | 50 |
| Maxillo-Mandibular | | | | | | | | |
| ANB (? | 6.1 | 4.0 | 1.8 | 0 | 5 | 10 | | |
| Maxillary Dentition | | | | | | | | |
| U1 - NA (mm) | 6.8 | 4.3 | 2.7 | 0 | 10 | | | |
| U1 - SN (? | 114.3 | 103.6 | 5.5 | 90 | 105 | 120 | | |
| Mandibular Dentition | | | | | | | | |
| L1 - NB (mm) | 8.1 | 4.0 | 1.8 | 0 | 5 | 10 | | |
| L1 - MP (? | 89.0 | 95.0 | 7.0 | 60 | 75 | 90 | 105 | 120 |
| Soft Tissue | | | | | | | | |
| Lower Lip to E-Plane (mm) | 2.6 | 2.0 | 2.0 | -5 | 0 | 5 | 10 | |
| Upper Lip to E-Plane (mm) | 3.3 | 1.0 | 2.0 | -5 | 0 | 5 | 10 | |

## ◆ 治疗目标

- 改善面部侧貌前突状况。
- 减少上颌切牙唇倾。
- 减少深覆盖。
- 减轻牙列拥挤。
- 形成安氏 I 类尖牙和磨牙关系。
- 前导下颌。

## ◆ 治疗过程

通过对狭窄的上下牙弓进行扩弓减轻牙列拥挤。

带下颌前导功能的透明矫治器治疗采用新技术和新方法，可以纠正青少年患者的深覆𬌗，前导下颌，分步引导下颌向下和向前生长。每8副矫治前导2mm的分步设计，使青少年患者愿意佩戴矫治器而不会感到不适。大约 7 个月后，我们可以将深覆盖从 7.5 mm 减少到 3 mm。

治疗详细信息

积极治疗时间为七个半月。

矫治器：

- 34 副上颌矫治器（每个治疗步骤 1 周）。
- 34 副下颌矫治器（每个治疗步骤 1 周）。

附件：

- 优化扭转附件：1.2、1.3、2.2、3.3、3.4、4.3、4.4。
- 优化控根附件：2.3。

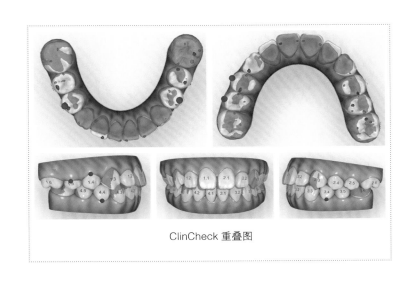

ClinCheck 重叠图

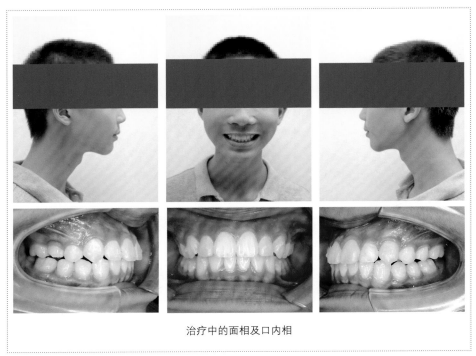

治疗中的面相及口内相

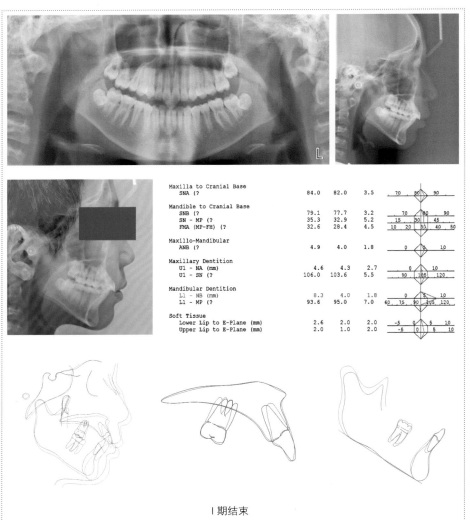

| Maxilla to Cranial Base | | | | |
|---|---|---|---|---|
| SNA (? | 84.0 | 82.0 | 3.5 | 70 80 90 |
| **Mandible to Cranial Base** | | | | |
| SNB (? | 79.1 | 77.7 | 3.2 | 70 80 90 |
| SN - MP (? | 35.3 | 32.9 | 5.2 | 15 30 45 |
| FMA (MP-FH) (? | 32.6 | 28.4 | 4.5 | 10 20 30 40 50 |
| **Maxillo-Mandibular** | | | | |
| ANB (? | 4.9 | 4.0 | 1.8 | 0 5 10 |
| **Maxillary Dentition** | | | | |
| U1 - NA (mm) | 4.6 | 4.3 | 2.7 | 0 10 |
| U1 - SN (? | 106.0 | 103.6 | 5.5 | 90 105 120 |
| **Mandibular Dentition** | | | | |
| L1 - NB (mm) | 8.3 | 4.0 | 1.8 | 0 5 10 |
| L1 - MP (? | 93.6 | 95.0 | 7.0 | 60 75 90 105 120 |
| **Soft Tissue** | | | | |
| Lower Lip to E-Plane (mm) | 2.6 | 2.0 | 2.0 | -5 0 5 10 |
| Upper Lip to E-Plane (mm) | 2.0 | 1.0 | 2.0 | -5 0 5 10 |

Ⅰ期结束

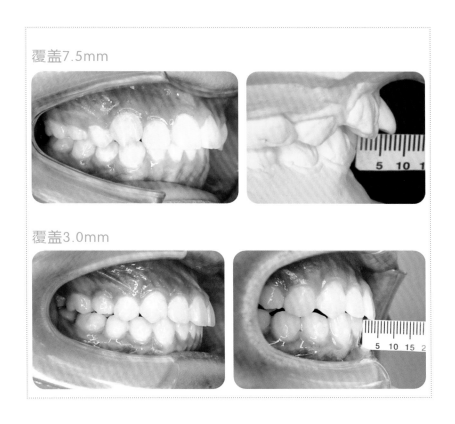

覆盖7.5mm

覆盖3.0mm

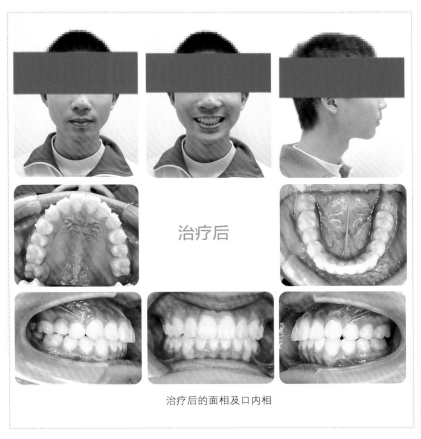

治疗后

治疗后的面相及口内相

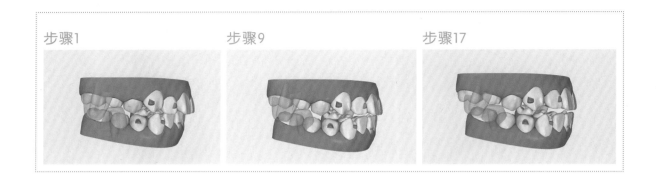

步骤1　　　　　　步骤9　　　　　　步骤17

◆ 治疗结果

　　经过七个半月的透明矫治器治疗后，牙弓对齐情况良好，实现正常的覆𬌗和较好的覆盖，且达到安氏Ⅰ类磨牙和尖牙关系。此外，在没有手术干预的情况下，面部侧貌得到显著改善。

◆ 结论

　　本病例证明，对于正处在生长发育期的青少年患者，使用带下颌前导功能的透明矫治器控制三个平面在治疗重度前后牙牙齿不调（深覆盖）（水平面）、牙列拥挤（横向面）和下颌后缩（垂直面）方面可以取得不错的治疗结果。在短时间内，无论是牙性还是骨性前后牙错𬌗均可取得明显的矫治结果。MA是一种可靠且行之有效的新技术和方法，如正确使用，可以惠及所有临床实践。

# 14.

## 骨性 II 类下颌后缩，双颌板矫治器 + 隐形矫治

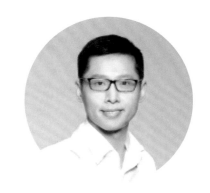

**潘晓岗　博士**

上海交通大学医学院附属第九人民医院
口腔正畸科

◆ **一般情况**

　　患者男，14岁，患有安氏II类错𬌗，并伴有前牙深覆𬌗和深覆盖。

◆ **问题列表**

● 侧貌突出且呈向后发散型，主要由下颌后缩引起。

● 较深的颏唇褶皱，并具有明显的颏前点突出。

● 安氏 II 类磨牙关系。

● 前牙深覆𬌗。

● 深覆盖。

● 上颌切牙前突。

● Spee 曲线曲率较大。

● 微笑时上颌切牙暴露量正常。

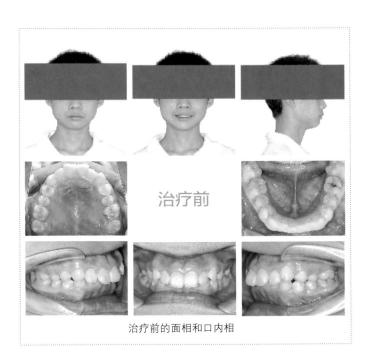

治疗前的面相和口内相

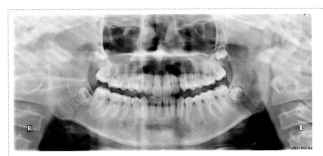

治疗前曲面断层片

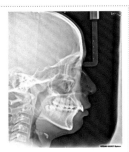

治疗前头颅侧位片

◆ 治疗目标

- 通过前导下颌改善面部侧貌。
- 内收上颌切牙。
- 压低下颌前牙，整平Spee曲线。
- 保持上唇长度与暴露前牙的相对关系。

◆ 治疗过程

患者是一名处于生长发育期的青少年，因下颌后缩、前牙深覆𬌗和深覆盖而寻求治疗。因此计划对这名患者实施两阶段治疗方案，以实现上述预期治疗目标。

在第一阶段的治疗过程中，建议患者在恒牙列发育初期佩戴双颌板矫治器。经过12个月的治疗，双颌板矫治器成功将患者的下颌前导并减轻覆盖。

在之后的第二阶段治疗中，患者接受透明矫治器治疗。每次给患者两副矫治器，供佩戴两周时间，以便整平其上颌切牙。下颌尖牙和前磨牙上粘结传统水平矩形附件，这些附件可为压低下颌切牙和整平Spee曲线提供支抗和固位力，并能协助改善后牙开𬌗。

【治疗详细信息】
积极治疗时间：
主动治疗时间为27个月。

- 双颌板矫治器：12个月。
- 使用透明矫治器进行初步治疗：12个月。
- 微调：3个月。

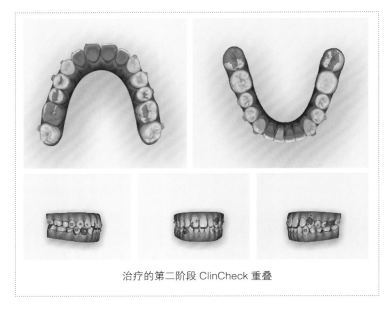

治疗的第二阶段ClinCheck重叠

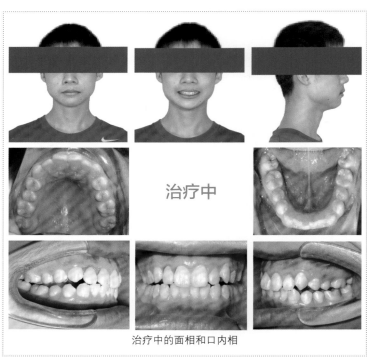

治疗中

治疗中的面相和口内相

使用的矫治器：

初始治疗阶段共使用了23副矫治器，微调阶段额外使用了7副矫治器。

- 23+7副上颌矫治器。
- 23+7副下颌矫治器。

附件：

使用了水平矩形附件和优化附件。

保持装置：

建议患者在治疗后的第一年内每天佩戴上下颌隐形保持器，在治疗后的第二年内夜间佩戴保持器。

治疗结束：

实现了所有的治疗目标，而且患者及其父母对结果表示满意。

- 前导下颌；
- 匀称的面部侧貌；
- 安氏Ⅰ类尖牙和磨牙关系；
- 正常的覆𬌗和覆盖；
- 平整的 Spee 曲线。

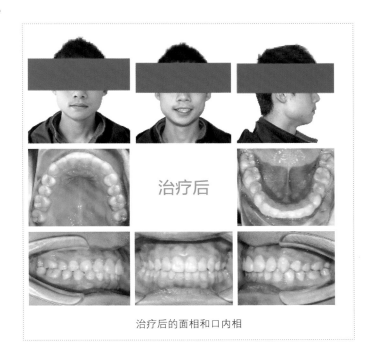

治疗后的面相和口内相

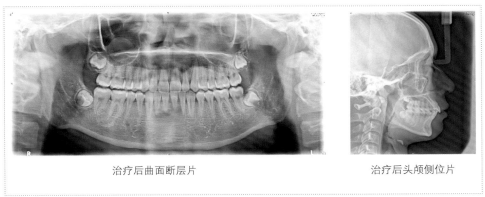

治疗后曲面断层片　　　　　　　治疗后头颅侧位片

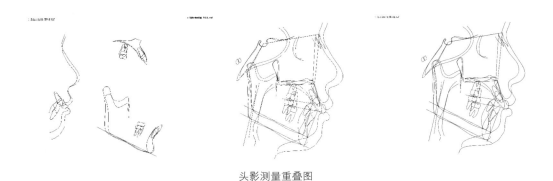

头影测量重叠图

◆ 总结体会

临床Tips：

在提供治疗计划之前，请仔细对患者进行评估。确保患者在治疗全程始终保有积极性，因为良好的患者依从性对于治疗取得成功至关重要。

对临床实践的影响：

用于治疗深覆𬌗和深覆盖的两阶段治疗方案有助于减少所需的矫治器数量以及治疗持续时间。在恒牙列初期佩戴双颌板矫治器 3 到 6 个月也会缩短治疗时间。此后，所有恒牙将在 12 个月后完全萌出，并且患者可以充分受益于透明矫治器。选择有助于保留患者原始面部特征的治疗过程很重要，例如上颌切牙暴露量。

◆ 结论

患者呈现出下颌后缩，并伴有深覆𬌗和深覆盖。患者在恒牙列初期接受两阶段治疗方案治疗，这有助于改善其面部侧貌并缩短总体治疗时间。在使用双颌板矫治器进行治疗后，采用透明矫治器压低下颌切牙以关闭后牙开𬌗。这样实现了所有的治疗目标，而且患者对结果表示满意。

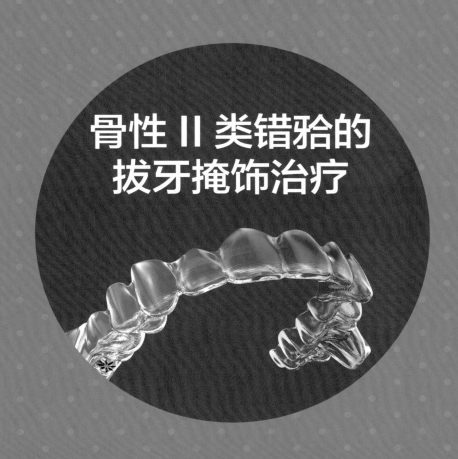

骨性 II 类错殆的
拔牙掩饰治疗

# 15.

## 双颌前突，拔除第三磨牙内收前牙掩饰治疗

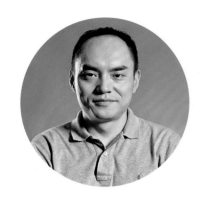

**谭理军　副教授**

四川大学华西口腔医院
正畸科副主任

◆ 一般情况

患者女，19岁，龅牙求治。
双侧磨牙Ⅱ类关系，双侧尖牙Ⅱ类关系；ABCD区8阻生；口腔卫生较差，牙龈红肿。

◆ 问题列表

- 安氏Ⅱ类1分类。
- A8B8C8D8阻生。
- 下颌右偏。

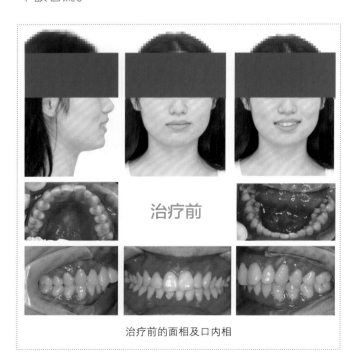

治疗前

治疗前的面相及口内相

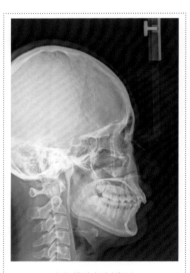

治疗前头颅侧位片

## ◆ 治疗过程

• 拔除A8B8。

• 推上颌磨牙远移，提供间隙排齐内收上颌牙弓，恢复磨牙、尖牙I类关系（采用颌间II类牵引，提供磨牙远移所需支抗）。

• 片切下颌前牙提供间隙，排齐整平下颌牙弓。

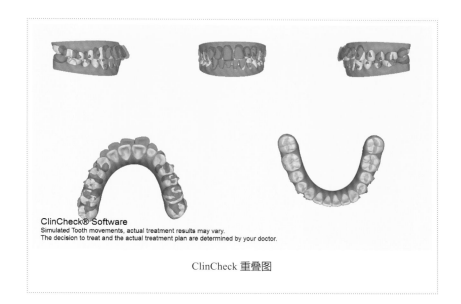

ClinCheck® Software
Simulated Tooth movements, actual treatment results may vary.
The decision to treat and the actual treatment plan are determined by your doctor.

ClinCheck 重叠图

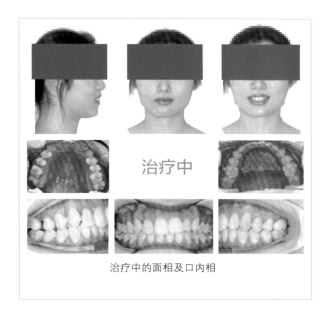

治疗中的面相及口内相

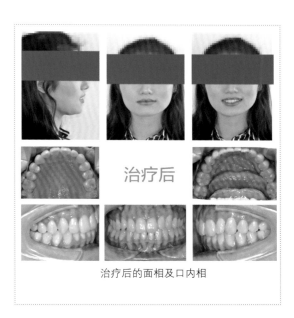

治疗后的面相及口内相

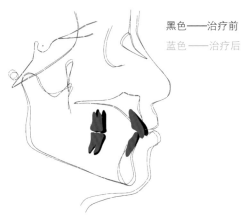

黑色——治疗前
蓝色——治疗后

头影测量重叠图

◆ 总结体会

- 在骨量允许的情况下，透明矫治器可以高效地远移上颌磨牙。
- 在Power Ridge的协助下，通过过矫治设计可以实现上前牙转矩的有效控制，防止内收过程中的舌向倾斜。
- 透明矫治器可以有效压低下前牙。

◆ 结论

磨牙远移可以有效提供间隙，用于解除拥挤和内收前牙。

# 16.

## 凸面型，双颌前突拔牙掩饰矫治

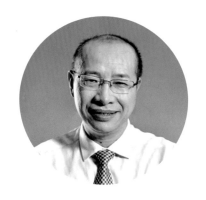

**熊国平　教授**

深圳市人民医院口腔医学中心
正畸科主任

◆ **一般情况**

　　患者女，29岁。主诉"嘴突，牙齿不齐"。无既往史。

◆ **问题列表**

- 侧貌：上颌前突，下颌后缩。
- 矢状向：左侧尖牙为远中尖对尖关系，右侧尖牙、双侧磨牙为中性关系，覆盖4±mm。
- 水平向：上下牙弓稍狭窄。
- 垂直向：高角。
- 上下牙列I度拥挤。
- 牙龈退缩。

辅助检查：

治疗前曲面断层片。

头影测量：

治疗前头颅侧位片。

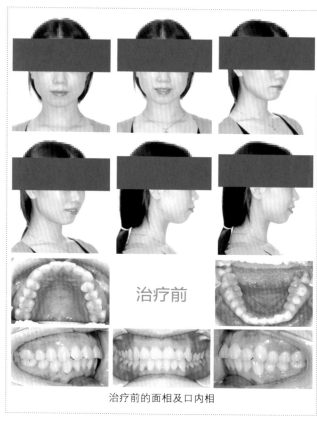

治疗前

治疗前的面相及口内相

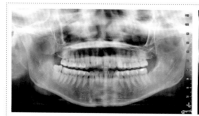

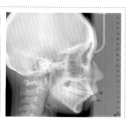

治疗前曲面断层片　　　　治疗前头颅侧位片

◆ 治疗目标

- 改善下颌后缩的骨性II类侧貌。
- 排齐整平内收上下牙列。
- 建立I类尖牙磨牙关系。
- 建立正常的前牙覆𬌗覆盖。
- 患者选择隐适美无托槽矫治技术。

◆ 治疗过程

- 拔除14、24、35、45、48。
- 排齐整平上下牙列。
- 内收上下前牙,上颌双侧TADs加强支抗。
- 调整磨牙关系,协调上下牙弓形态大小。
- 精细调整咬合。
- 保持。

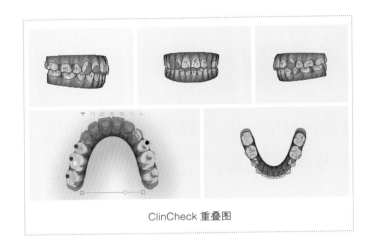

ClinCheck 重叠图

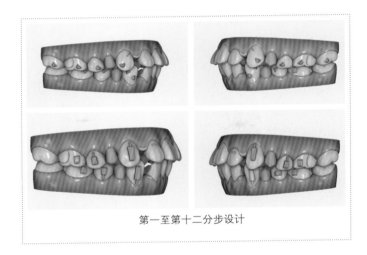

第一至第十二分步设计

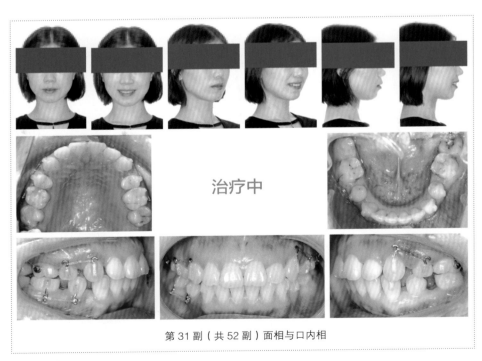

治疗中

第31副(共52副)面相与口内相

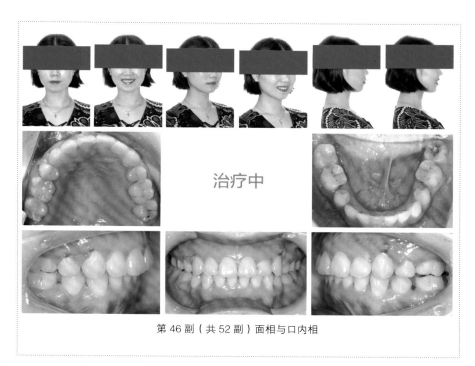

第 46 副（共 52 副）面相与口内相

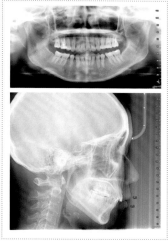

| 标题 | Mean | SD | Case |
|---|---|---|---|
| <SNA | 82.8 | 4.0 | 79.9 |
| <SNB | 80.1 | 3.9 | 74.5 |
| <ANB | 2.7 | 2.0 | 5.4 |
| A'-Ptm' | | | 43.7 |
| S'-Ptm' | | | 15.5 |
| Go-Gn to SN | 32.5 | 5.2 | 45.8 |
| Mp-FH | 27.3 | 6.1 | 36.0 |
| N-ANS | | | 50.0 |
| ANS-Me | | | 70.3 |
| Y-axis | 65.8 | 4.2 | 67.9 |
| PP to SN | | | 6.3 |
| PP to FH | 12.4 | 4.4 | -2.6 |
| MP to SN | 32.5 | 5.2 | 45.0 |
| U1 to NA length | 5.1 | 2.4 | 4.4 |
| U1 to NA angle | 22.8 | 5.7 | 21.1 |
| L1 to NB length | 6.7 | 2.1 | 7.3 |
| L1 to NB angle | 30.3 | 5.8 | 29.5 |
| U1 to SN | 105.7 | 6.3 | 101.0 |
| L1 to Go-Gn | | | 89.2 |
| IMPA | 92.6 | 7.0 | 90.0 |
| U1 to L1 | 125 | 7.9 | 124.0 |

第一次微调治疗计划设计方案：

- 上颌：保持上前牙位置不变。

- 下颌：通过磨牙前移关闭剩余拔牙间隙，使下颌产生铰链效应，向前上旋转。

第一次微调附件与矫治器特性设计图：

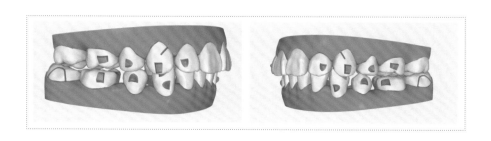

第一次微调矫治过程：

第22分步（共43分步），口内检查发现下前牙较为舌倾，加拍头侧及全景。

头影测量分析显示下前牙已经较为舌倾，因此停止内收下前牙，磨除附件，取模，开始第二次微调。

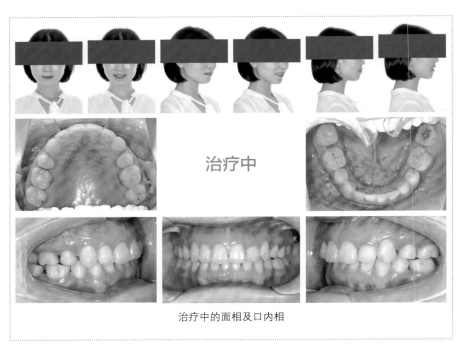

治疗中的面相及口内相

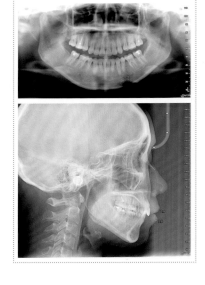

| 标题 | Mean | SD | Case |
|---|---|---|---|
| ∠SNA | 82.8 | 4.0 | 80.0 |
| ∠SNB | 80.1 | 3.9 | 75.1 |
| ∠ANB | 2.7 | 2.0 | 4.9 |
| A'-Ptm' | | | 44.3 |
| S'-Ptm' | | | 19.0 |
| Go-Gn to SN | 32.5 | 5.2 | 45.6 |
| Mp-FH | 27.3 | 6.1 | 35.5 |
| N-ANS | | | 51.7 |
| ANS-Me | | | 67.1 |
| Y-axis | 65.8 | 4.2 | 68.6 |
| PP to SN | | | 10.3 |
| PP to FH | 12.4 | 4.4 | 2.4 |
| MP to SN | 32.5 | 5.2 | 43.4 |
| U1 to NA length | 5.1 | 2.4 | 1.6 |
| U1 to NA angle | 22.8 | 5.7 | 14.9 |
| L1 to NB length | 6.7 | 2.1 | 4.5 |
| L1 to NB angle | 30.3 | 5.8 | 20.2 |
| U1 to SN | 105.7 | 6.3 | 94.9 |
| L1 to Go-Gn | | | 79.5 |
| IMPA | 92.6 | 7.0 | 81.7 |
| U1 to L1 | 125 | 7.9 | 140.0 |

第二次微调治疗计划设计方案:

- 维持上前牙位置。
- 唇倾压低下前牙，调整前牙覆𬌗覆盖。
- 竖直下颌双侧倾斜磨牙。
- 关闭散在间隙。
- 调整磨牙及尖牙关系。

第二次微调附件与矫治器特性设计图:

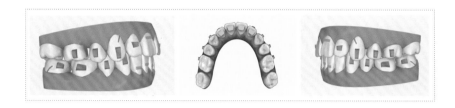

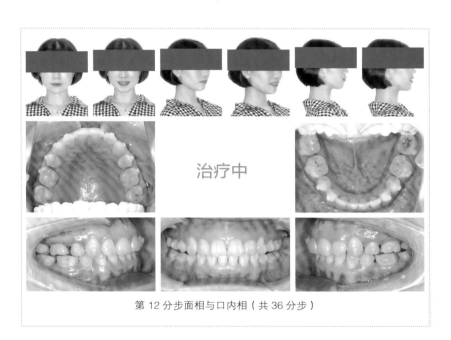

第 12 分步面相与口内相（共 36 分步）

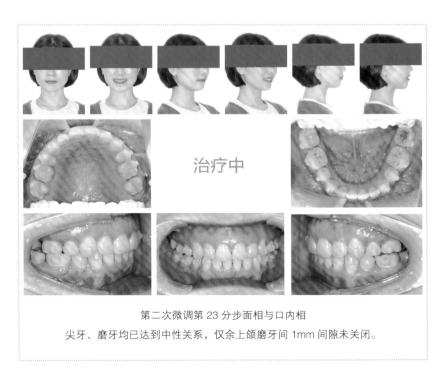

第二次微调第 23 分步面相与口内相

尖牙、磨牙均已达到中性关系，仅余上颌磨牙间 1mm 间隙未关闭。

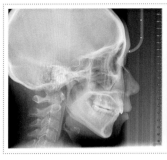
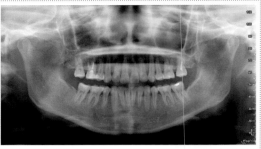

治疗前与现阶段治疗效果对比：

- 软组织侧貌渐变过程（自然头位状态下）。
- 下颌骨逆时针旋转，颏部往前，侧貌得到明显改善。

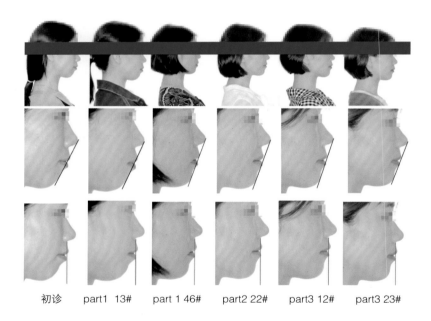

| 初诊 | part1 13# | part 1 46# | part2 22# | part3 12# | part3 23# |

- 治疗前与现阶段头影测量数据对比

| 测量项目 | 标准值 | 治疗前 | 二次微调 |
|---|---|---|---|
| SNA | 82.8±4.0 | 80 | 80 |
| SNB | 80.1±3.9 | 74.2 | 75.1↑ |
| ANB | 2.7±2.0 | 5.8 | 4.9↓ |
| U1-NA（°） | 22.8±5.7 | 29.4 | 14.9↓ |
| U1-NA（mm） | 5.1±2.4 | 8.3 | 1.6↓ |
| L1-NB（°） | 30.3±5.8 | 41.8 | 20.2↓ |
| L1-NB（mm） | 6.7±2.1 | 10.3 | 4.5↓ |
| U1-L1 | 125±7.9 | 103 | 140↑ |
| MP-FH | 27.4±6.1 | 36.7 | 35.5↓ |

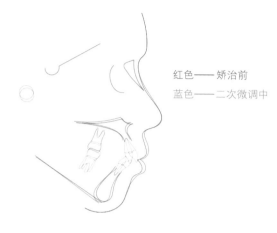

红色——矫治前
蓝色——二次微调中

**头影测量重叠图**

## ◆ 总结体会

• 隐适美附件与矫治器特性设计：本病例是一个骨性II类高角患者，为了防止磨牙早期近中移动时出现牙冠的近中倾斜，上下颌附件的前期设计（第2～12分步）选择了技师推荐的G6附件设计，待尖牙后移完成2/3时，因为希望后牙前移，改为传统矩形附件，为在间隙关闭过程中获得良好的控根移动，采用了Power Arm 的附件设计。

• 第一次微调时下颌采用了防止前牙覆𬌗加深的优化与传统附件，为防止下颌第二磨牙前移时出现近中倾斜，设计了颌间II类牵引。

• 第一次微调第22分步（共43分步）时，口内检查发现下前牙较为舌倾，加拍头侧及全景。头影测量分析显示下前牙已经较为舌倾，因此停止内收下前牙，磨除附件，取模，开始第二次微调。

• 第二次微调的附件与矫治器特性选择：仍选择传统附件，辅以II类牵引，不同的是在矫治的中后期（第15～32分步）在上切牙舌侧还附加了压低下前牙的Bite ramps，以确保前牙覆𬌗正常。

• 垂直向控制：本病例是一个骨性II类高角患者，垂直向上并没有进行额外的辅助措施，只是设计了上下颌磨牙的近中移动（下磨牙前移更多），使下颌骨产生了铰链效应，向前、上旋转，侧貌因此改善更明显。

# 17.

## 前牙深覆𬌗深覆盖，下牙列拥挤，单颌拔牙矫治

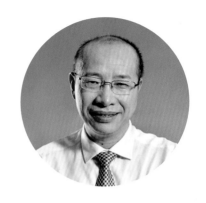

**熊国平　教授**

深圳市人民医院口腔医学中心
正畸科主任

### ◆ 一般情况

患者男，12岁。要求矫治龅牙。无既往史和不良口腔习惯。

### ◆ 问题列表

- 骨性II类，均角。
- 安氏III类。
- 前牙III度深覆盖，覆盖3.5±mm。III度深覆𬌗。
- 上牙列轻度拥挤，下牙列中度拥挤。
- 上下中线不一致。
- 全景片：

    可见17、27、37、47、18、28、38、48；

    上下前牙未见牙槽骨吸收；

    双侧下颌升支高度基本一致（左侧57.0，右侧56.9）。

    右侧上颌窦底位于上颌磨牙根尖1/3处，左侧上颌窦低位于25、27根尖处，28根中处。

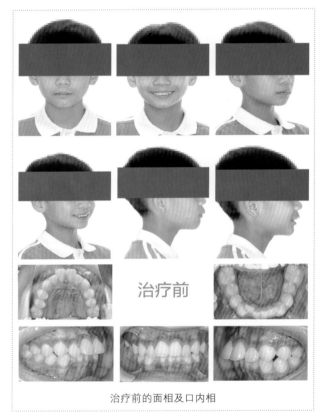

治疗前

治疗前的面相及口内相

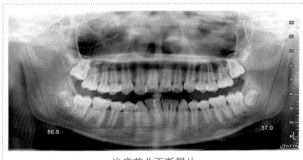

治疗前曲面断层片

头影测量：

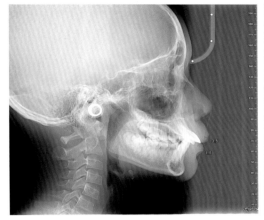

| 标题 | Mean | SD | Case |
|---|---|---|---|
| ＜SNA | 82.3 | 3.5 | 87.0 |
| ＜SNB | 77.6 | 2.9 | 82.4 |
| ＜ANB | 4.7 | 1.4 | 4.6 |
| A'-Ptm' | | | 46.8 |
| S'-Ptm' | | | 17.1 |
| Go-Gn to SN | 35.8 | 3.6 | 28.5 |
| Mp-FH | 31.6 | 3.9 | 30.3 |
| N-ANS | | | 48.7 |
| ANS-Me | | | 56.3 |
| Y-axis | 65.5 | 2.9 | 66.9 |
| PP to SN | | | 5.1 |
| PP to FH | 16.4 | 3.3 | 6.5 |
| MP to SN | 35.8 | 3.6 | 28.9 |
| U1 to NA length | 3.1 | 1.6 | 8.1 |
| U1 to NA angle | 22.4 | 5.2 | 39.2 |
| L1 to NB length | 6.0 | 1.5 | 4.4 |
| L1 to NB angle | 32.7 | 5.0 | 35.5 |
| U1 to SN | 104.8 | 5.3 | 126.2 |
| L1 to Go-Gn | | | 104.6 |
| IMPA | 94.7 | 5.2 | 104.2 |
| U1 to L1 | 122 | 6.0 | 100.7 |

治疗前头颅侧位片

## ◆ 治疗目标

- 改善上前牙前突，内收上牙列。
- 排齐下前牙，改善磨牙关系。
- 建立正常的前牙覆𬌗覆盖。

## ◆ 矫治计划

- 上前牙-NA约10mm，可内收约6mm，上牙列拥挤3mm，共需15mm间隙，通过拔除14、24，获得约16mm间隙，以强支抗内收上前牙。必要时需于双侧16-17、26-27间颊侧各植入一枚支抗钉加强磨牙支抗。
- 下牙列拥挤约6mm，整平需2mm，根据前牙的覆𬌗覆盖，共需约8mm，推磨牙、前磨牙、尖牙向后约4mm，利用下颌骨的生长潜力获得间隙，排齐下牙列。
- 若上下前牙存在Bolton指数不调，上下前牙间行IPR。
- 协调上下牙弓形态，协调上下中线关系。
- 调整磨牙关系，改善咬合。
- 保持。

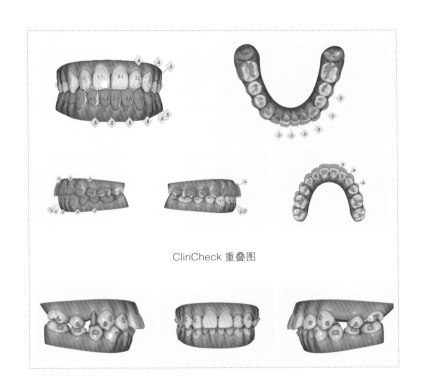

ClinCheck 重叠图

◆ 治疗过程

患者选择隐形矫治技术。

附件设计：

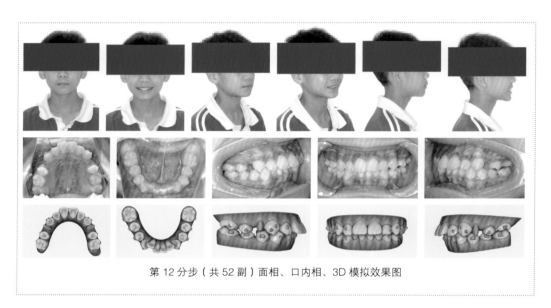

第 12 分步（共 52 副）面相、口内相、3D 模拟效果图

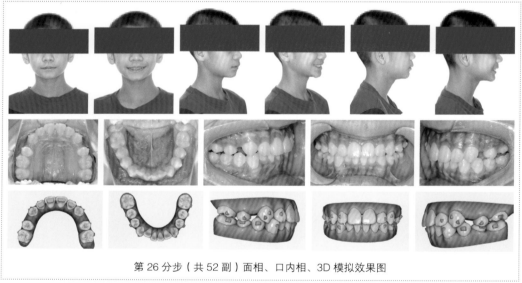

第 26 分步（共 52 副）面相、口内相、3D 模拟效果图

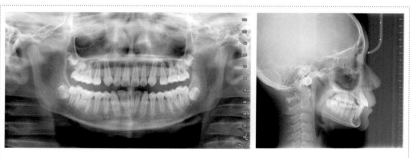

第 26 副（共 52 副）曲面断层片和头颅侧位片

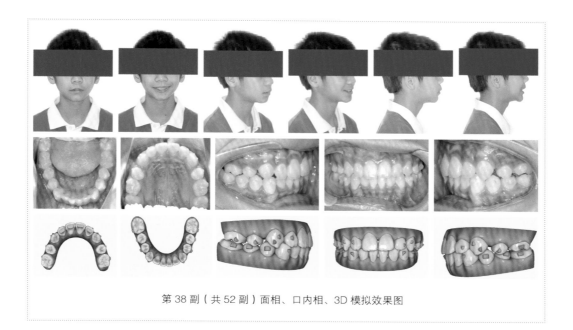

第 38 副（共 52 副）面相、口内相、3D 模拟效果图

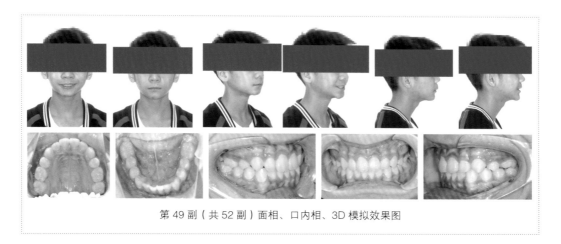

第 49 副（共 52 副）面相、口内相、3D 模拟效果图

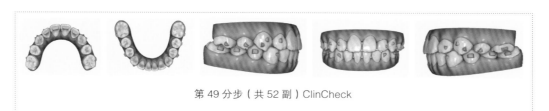

第 49 分步（共 52 副）ClinCheck

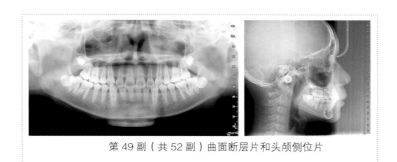

第 49 副（共 52 副）曲面断层片和头颅侧位片

治疗前与现阶段治疗效果对比：

• 软组织侧貌渐变过程（自然头位状态下）。

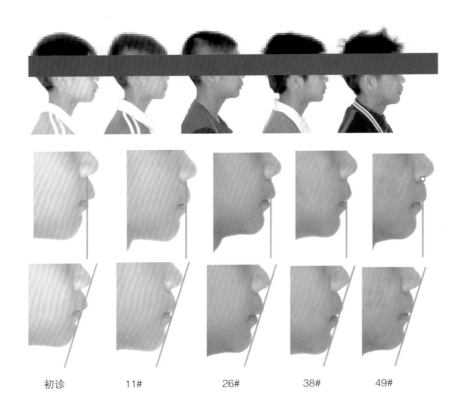

| 初诊 | 11# | 26# | 38# | 49# |

• 治疗前与现阶段头影测量数据对比：

| 测量项目 | 标准值 | 治疗前 | 治疗后 |
|---|---|---|---|
| SNA | 82.8 ± 4.0 | 87.0 | 87.9 ↑ |
| SNB | 80.1 ± 3.9 | 82.4 | 83.2 ↑ |
| ANB | 2.7 ± 2.0 | 4.6 | 4.7 |
| U1-NA（°） | 22.8 ± 5.7 | 39.2 | 17.3 ↓ |
| U1-NA（mm） | 5.1 ± 2.4 | 8.1 | 2.5 ↓ |
| L1-NB（°） | 30.3 ± 5.8 | 35.5 | 29.3 ↓ |
| L1-NB（mm） | 6.7 ± 2.1 | 4.4 | 4.4 |
| U1-L1 | 125 ± 7.9 | 100.7 | 128.7 ↑ |
| MP-FH | 27.4 ± 6.1 | 30.3 | 30.7 ↑ |

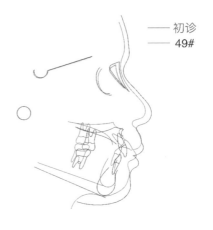

—— 初诊
—— 49#

治疗前后头影测量重叠图

## ◆ 总结体会

• 该患者为深覆盖案例，上中切牙的内收量在5mm左右，内收过程中，前牙的转矩控制、后牙的支抗控制，都是矫治成功的关键，因此，附件设计选择了技师推荐的G6优化附件。矫治结果表明，G6优化附件确实有很好的前牙转矩控制与磨牙支抗控制效果。

• 对于深覆𬌗的拔牙患者而言，如何在内收过程中，纠正矫治前即已存在的深覆𬌗，防止深覆𬌗的进一步加重？该案例在下颌附件的设计上，选择了下后牙的传统矩形附件，在上颌矫治器特性上，当前牙覆盖小于3mm时（第20分步），即要求技师添加了上切牙的Bite ramps，一直到矫治结束。而矫治后的前牙覆𬌗覆盖，确实也达到了预期效果。

• 青少年患者与成人患者最大的优势在于其有生长潜力，基于此考虑，即使该患者在矫治前下颌第二、第三磨牙紧密接触，在不拔除第三磨牙的情况下，仍然设计了下颌磨牙后移获得间隙、排齐下牙列的方案。矫治后的效果表明，下颌磨牙还是远中移动成功。这也正是患者矫治中，下颌继续在生长发育的贡献。

• 青少年患者隐形矫治的配合度远远好于人们的想象，尤其是患者本人有强烈的牙齿矫治愿望时。该患者各个分步的口内咬合相与相应分步的牙齿移动模拟效果图非常吻合，显示了青少年患者是能够很好地配合并完成矫治的。而青少年骨改建速度快于成人的优势，使本案例在12个月内、49分步即已完成第一阶段矫治，效率非常高。

# 18.

## 骨性高角，前牙开𬌗，重度拥挤的拔牙矫治

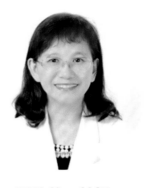

**罗秋美　教授**

台湾国防医学大学

◆ 一般情况

患者女，18岁，前来我的诊所就诊。主诉"牙齿拥挤、下颌后缩，且无法用前牙咀嚼食物"。

◆ 问题列表

• 两侧磨牙为安氏 III 类关系。右侧尖牙为安氏 II 类关系，左侧尖牙为安氏 III 类关系。

• 上下牙弓弓形狭窄。

• 右侧后牙舌侧反𬌗。

• 中切牙2mm覆盖和−4mm 深覆𬌗（开𬌗）。

• 上下牙弓重度牙列拥挤和空间不足。

• 右上侧切牙舌向错位和反𬌗。

• 右下第二前磨牙垂直阻生。

• 上牙中线向右移位约1mm，下牙中线向右移位约4mm。

• 下颌颏尖后缩且下颌平面角度高。

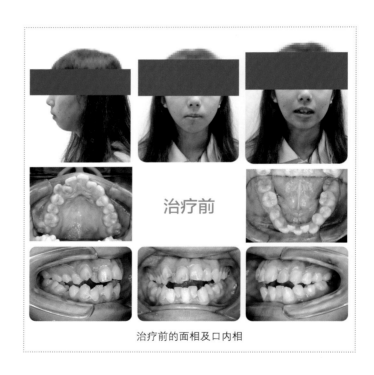

治疗前

治疗前的面相及口内相

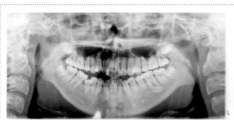

治疗前曲面断层片

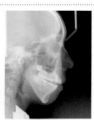

治疗前头颅侧位片

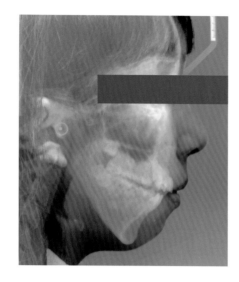

| | Value | Norm | Std Dev | |
|---|---|---|---|---|
| **Maxilla to Cranial Base** | | | | |
| SNA (? | 79.4 | 82.0 | 3.5 | |
| **Mandible to Cranial Base** | | | | |
| SNB (? | 72.5 | 77.7 | 3.2 | |
| SN - MP (? | 54.7 | 32.9 | 5.2 | |
| FMA (MP-FH) (? | 48.7 | 27.9 | 4.5 | |
| **Maxillo-Mandibular** | | | | |
| ANB (? | 7.0 | 4.0 | 1.8 | |
| **Maxillary Dentition** | | | | |
| U1 - NA (mm) | 3.8 | 4.3 | 2.7 | |
| U1 - SN (? | 107.0 | 103.8 | 5.5 | |
| **Mandibular Dentition** | | | | |
| L1 - NB (mm) | 9.1 | 4.0 | 1.8 | |
| L1 - MP (? | 81.8 | 95.0 | 7.0 | |
| **Soft Tissue** | | | | |
| Lower Lip to E-Plane (mn | 3.6 | 2.0 | 2.0 | |
| Upper Lip to E-Plane (mn | 1.2 | 1.0 | 2.0 | |

治疗跟踪数据

## ◆ 治疗目标

- 减轻牙列拥挤。
- 矫正前牙深覆𬌗。
- 矫正上牙弓弓形狭窄。
- 矫正右侧后牙反𬌗。
- 形成安氏Ⅰ类尖牙和稳定的磨牙关系。

## ◆ 治疗过程

通过上牙弓扩弓（Hyrax 扩弓器，0.25 mm/d，21 天扩弓治疗）矫治上牙弓弓形狭窄和右侧后牙反𬌗。在进行下一步前拔除三颗前磨牙（1.5、3.4、4.5）。采用透明矫治器减轻上下颌牙列拥挤，通过直立后牙矫治前牙开𬌗，并使用垂直弹性牵引伸长前牙。

经过头影测量 X 射线检查后，发现下颌呈轻微的顺时针旋转，可能会使下颌骨的高下颌平面角度情况加重，但脸部整体外观、正面和侧面视图都有显著改善。只有患者具有良好的依从性，我们才能达到治疗前设定的目标。结果比较理想，比订购附加矫治器（微调）之前的治疗预期要好。我们可以通过透明矫治器轻松矫治这种棘手的病症类型（开𬌗伴有后牙反𬌗），而不用采用粘结全口固定矫治器和放置临时性支抗装置（TAD）这种舍弃美丽笑容的方式。

治疗详细信息

积极治疗时间：3年零3个月。

矫治器：

- 99 副上颌矫治器（每个治疗步骤 10 天）。
- 99 副下颌矫治器（每个治疗步骤 10 天）。

附件：

- 优化扭转附件：1.1、
1.3、1.4、1.6、1.7、2.1、
2.2、2.3、2.6、2.7、3.3、
3.5、3.6、3.7、4.3、4.4、
4.6、4.7。

- 优化控根附件：2.5。

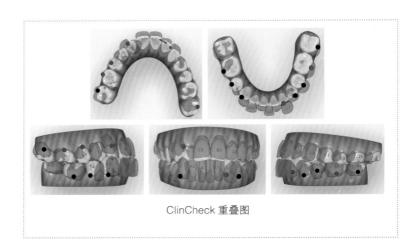

ClinCheck 重叠图

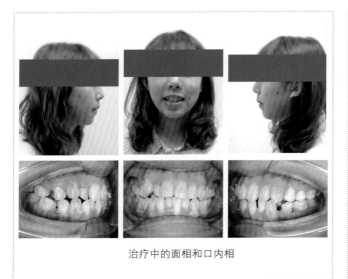

治疗中的面相和口内相

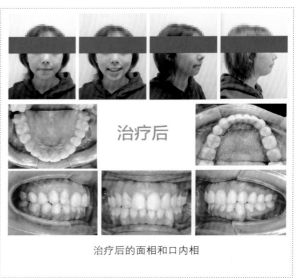

治疗后的面相和口内相

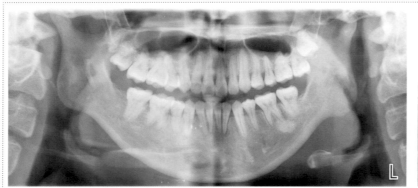

治疗后曲面断层片

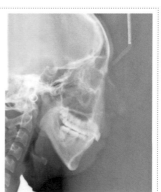

治疗后头颅侧位片

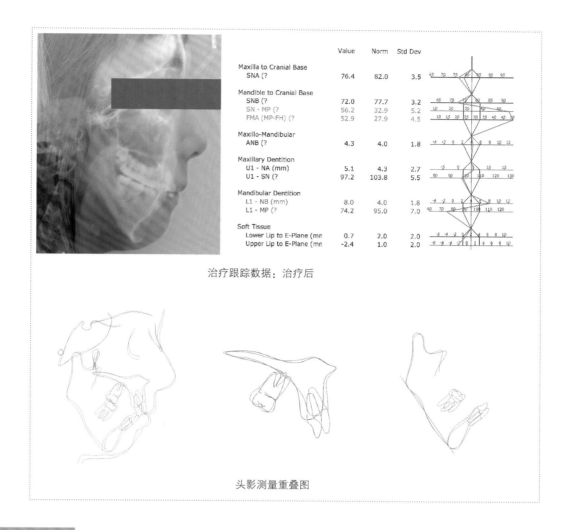

| | Value | Norm | Std Dev |
|---|---|---|---|
| **Maxilla to Cranial Base** | | | |
| SNA (? | 76.4 | 82.0 | 3.5 |
| **Mandible to Cranial Base** | | | |
| SNB (? | 72.0 | 77.7 | 3.2 |
| SN - MP (? | 56.2 | 32.9 | 5.2 |
| FMA (MP-FH) (? | 52.9 | 27.9 | 4.5 |
| **Maxillo-Mandibular** | | | |
| ANB (? | 4.3 | 4.0 | 1.8 |
| **Maxillary Dentition** | | | |
| U1 - NA (mm) | 5.1 | 4.3 | 2.7 |
| U1 - SN (? | 97.2 | 103.8 | 5.5 |
| **Mandibular Dentition** | | | |
| L1 - NB (mm) | 8.0 | 4.0 | 1.8 |
| L1 - MP (? | 74.2 | 95.0 | 7.0 |
| **Soft Tissue** | | | |
| Lower Lip to E-Plane (mn | 0.7 | 2.0 | 2.0 |
| Upper Lip to E-Plane (mn | -2.4 | 1.0 | 2.0 |

治疗跟踪数据：治疗后

头影测量重叠图

## ◆ 治疗结果

经过3年零3个月的透明矫治器治疗后，牙弓对齐情况良好，实现正常的覆𬌗和覆盖，且达到右侧安氏Ⅰ类磨牙关系和左侧安氏Ⅲ类磨牙关系。

右上侧后牙反𬌗已得到矫正。减轻牙列拥挤后，上牙中线与面部中线协调一致。由于非对称拔除下颌前磨牙，使得下牙中线轻微向左移位。多次教授口腔清洁方法后，口腔卫生得到改善。下颌平面角度增加了约4度，并发生轻微的顺时针旋转。这可能会增加下颌平面角度，但前牙开𬌗和后牙反𬌗的最终矫正结果表明，面部侧貌得到明显改善。

## ◆ 结论

后牙反𬌗和前牙开𬌗是比较难治疗的病症，即使使用固定矫治器和临时性支抗装置也是如此。通过结合腭侧扩弓方法，我们可以矫正上颌后牙的水平方向骨性偏差，然后使用透明矫治器矫治前牙开𬌗。患者的依从性对于取得良好治疗预期也很重要，所以我们注重佩戴弹性牵引并多次强调加强口腔卫生。结果令人欣慰，患者很高兴能拥有更加迷人的笑容。透明矫治器治疗是一种可靠且行之有效的技术和方法，如正确使用，可以惠及所有临床实践。